Ab sofort Nichtraucher

RAINER & REGINA
FRANKE

Ab sofort Nichtraucher

Klopfen Sie sich rauchfrei mit
Meridian-Energie-Techniken

INTEGRAL

Das vorliegende Buch ist sorgfältig erarbeitet worden. Dennoch erfolgen alle Angaben ohne Gewähr. Weder Autoren noch Verlag können für eventuelle Nachteile oder Schäden, die aus den im Buch gemachten praktischen Hinweisen resultieren, eine Haftung übernehmen.

FSC
Mix
Produktgruppe aus vorbildlich bewirtschafteten Wäldern und anderen kontrollierten Herkünften

Zert.-Nr. SGS-COC-1940
www.fsc.org
© 1996 Forest Stewardship Council

Verlagsgruppe Random House FSC-DEU-0100
Das für dieses Buch verwendete FSC-zertifizierte Papier *Munken Premium* liefert Arctic Paper Munkedals AB, Schweden.

Integral Verlag
Integral ist ein Verlag der Verlagsgruppe Random House GmbH

ISBN 978-3-7787-9179-0

1. Auflage 2007

Redaktion: Karin Weingart
Illustrationen: Reinert und Partner Werbedesign, München
Einbandgestaltung: HildenDesign, München, unter Verwendung einer Abbildung von © mauritius images/Workbookstock.com
Herstellung: Helga Schörnig
Satz: Leingärtner, Nabburg
Gesetzt aus der TheMix 9,9/13,2 pt bei Leingärtner, Nabburg
Druck und Bindung: GGP Media GmbH, Pößneck

Für unseren Vater und Schwiegervater Rolf Abelbeck

Inhalt

Wie dieses Buch entstand

Seit wir mit MET arbeiten, und das sind jetzt, im Januar 2007, schon sechs Jahre, suchen uns immer wieder Raucher auf, die mithilfe unserer Methode aufhören wollen, und wir freuen uns sagen zu dürfen, dass bisher schon viele Menschen mit unserem »Klopfen Sie sich rauchfrei!«-Programm große Erfolge verzeichnen konnten. Trotzdem stammt die Idee, ein Buch zu diesem speziellen Thema zu schreiben, nicht von uns, sondern vom Integral Verlag, bei dem auch schon *Sorgenfrei in Minuten* und *Meridian-Energie-Techniken für ein Leben voller Kraft und Zuversicht* erschienen sind. Auslöser war ein gewisser Larry A., Kettenraucher und Kollege aus der EDV-Abteilung von Random House, von dem es hieß, er habe einen von Rainers Talkshow-Auftritten gesehen, sich beklopft und sei seither völlig weg vom Nikotin.

Als der Verlag bei uns anfragte, ob wir uns vorstellen könnten, ein Buch über die Raucherentwöhnung mit MET zu schreiben, sagten wir natürlich gern zu.

Aber auf diesen Larry A. waren wir doch ziemlich neugierig. Wir hatten ihn ja nie gesehen und er galt als ausgesprochen nüchtern und wissenschaftlich. Da wir auf Mallorca leben und sich für uns leider keine Gelegenheit ergab, ihn persönlich kennenzulernen, baten wir unsere Lektorin, selbst Raucherin und ziemlich skeptisch, sich doch einmal mit ihm zu treffen. Und die Geschichte, die sie danach erzählte, war dann selbst für uns bemerkenswert.

Larry A. ist sechsunddreißig, verheiratet, hat zwei Kinder und blickt auf eine sechzehnjährige Raucherkarriere zurück. Er fing in Gesellschaft an: Die Freunde, mit denen er einmal die Woche einen Herrenabend verbrachte, pafften Zigarillos. Larry A. mochte den satten Tabakgeruch, rauchte aber selbst nicht. Bis dann eines Abends ... Warum er eigentlich mit dem Rauchen anfing, kann er heute nicht mehr genau sagen. Jedenfalls wurden aus dem ersten Zigarillo bald Filterzigaretten schachtelweise. Beim Bund fing er dann an zu drehen.

Im Laufe der Jahre hat er einmal versucht, das Rauchen aufzugeben, und es war eine Qual, wie er sagt. Er hielt zwei Wochen durch, dachte in dieser Zeit aber an nichts anderes als Zigaretten. Da war er fünfundzwanzig und nahm sich vor, nie wieder mit dem Aufhören anzufangen.

Als Larry A. ausstieg, verbrauchte er ein Päckchen Tabak am Tag.

Im Sommer 2005 nahm er Urlaub. Er freute sich auf drei schöne Wochen mit der Familie, auf Tagesausflüge, Schwimmbad- und Freizeitparkbesuche. Doch er hatte die Rechnung ohne die Windpocken gemacht: Erst wurde die Tochter krank, dann steckte sich der Sohn an. Die A.s mussten im Haus bleiben.

Bald hatte Larry all seinen Lesestoff durch, fing an sich zu langweilen und stellte schon am Nachmittag den Fernseher an. Dabei stieß er auf die Wiederholungssendung einer Talkshow, in der Rainer darüber berichtete, wie die Raucherentwöhnung mit MET funktioniert. Wie gesagt, Larry hatte gar nicht die Absicht, sich seine Zigaretten zu verkneifen. Andererseits hatte er auch sonst nichts vor.

Die Neugier siegte. Er besorgte sich eines unserer Bücher, wartete, bis die Familie im Bett war – und beklopfte sich.

An ein Resultat glaubte er nicht. Dafür war er tatsächlich zu nüchtern. Mit »Energie« verbindet ein EDVler eben eher Gleich- und Wechselstrom als Meridiane im menschlichen Körper. Allerdings hatte Rainer in der Sendung auch gesagt, dass MET auf der fünftausend Jahre alten chinesischen Akupunkturlehre beruht. Und das war ein Argument, das Larry gelten ließ. »Wenn die nicht funktionieren würde, wäre sie längst ausgestorben«, sagt er.

Sicherheitshalber beklopfte er sich an jenem Abend noch ein zweites Mal. Für alle Fälle.

Am nächsten Morgen nach dem Frühstück fragte seine Frau dann: »Sag mal, rauchst du eigentlich nicht mehr?«

»Anscheinend«, antwortete er.

Und das war's.

Seither ist Larry A. zufriedener Nichtraucher. An Geselligkeit hat er nichts eingebüßt. Er ist nicht militant geworden – und steht allem, was nicht unbedingt wissenschaftlich bewiesen werden kann, nach wie vor äußerst skeptisch gegenüber.

Ob er sich vorstellen könne, in einer kritischen Lebenssituation vielleicht doch wieder mit dem Rauchen anzufangen? »Nein«, sagt er, »damit bin ich durch. Ein für alle Mal.«

Vielleicht braucht die Raucherentwöhnung mit MET bei Ihnen einige Klopfrunden mehr als bei Larry. Aber es geht – und tut gar nicht weh. Denn das hat ihn unsere Lektorin schon aus reiner Neugier natürlich auch gefragt: »Ist Ihnen das Aufhören denn gar nicht schwergefallen?« Die Antwort, die sie erhielt, war ein knappes »Nein«. Und dann ging Larry A. wieder an seinen Rechner.

Eine Zigarettenlänge zur Einführung

Wir vermitteln Ihnen in diesem Buch eine geniale Methode, mit der Sie Ihre Nikotinabhängigkeit (buchstäblich!) eigenhändig auflösen und für immer Nichtraucher werden können. Sie müssen es nur wirklich und wahrhaftig wollen und sich genau an unsere Vorgaben halten.

Bestimmt werden Sie beim Lesen an manchen Stellen sagen: »So einfach kann das doch gar nicht sein.« Unsere langjährigen Erfahrungen mit Rauchern geben uns jedoch die Sicherheit, behaupten zu können, dass Sie sich mit MET tatsächlich schnell und nachhaltig ein rauchfreies Leben aufbauen können.

Die bisher vorliegenden Methoden der Raucherentwöhnung appellieren an Ihre Einsicht und versuchen Sie unter Hinweis auf die Schädlichkeit der Zigarette und ihrer Inhaltsstoffe von Ihrem Verlangen nach Nikotin zu befreien. Aber was das angeht – das wissen Sie doch alles selbst.

Weiter ist den meisten Ansätzen gemein, dass Rauchen als schlecht bewertet wird und Nichtrauchen als gut, so dass Sie eigentlich immer mit Schuldgefühlen oder einem schlechten Gewissen herumlaufen.

Von uns werden Sie so etwas nicht hören. Für uns ist Rauchen weder gut noch schlecht – aber es hat Konsequenzen. Doch auch die kennen Sie selbst gut genug. Wenn Sie also weiterrauchen möchten – es ist ganz Ihre Wahl.

Falls Sie jedoch aufhören wollen, sind Sie bei uns genau richtig.

Der Vollständigkeit halber sollten wir an dieser Stelle sagen, dass wir beide auch einmal geraucht haben – wir wissen also, wovon die Rede ist.

Möglicherweise haben Sie schon versucht, sich das Rauchen abzugewöhnen, und sind – vielleicht sogar mehr als einmal – gescheitert. Jetzt zweifeln Sie an sich, fragen sich, wieso Ihre Versuche, die doch wirklich ernst gemeint waren, nicht funktioniert haben. Bislang ist Ihnen noch jeder eine Antwort schuldig geblieben.

Wir sind sicher zu wissen, warum die Versuche, der Nikotinabhängigkeit rein über den Kopf und via Einsicht Herr zu werden, so häufig zum Scheitern verurteilt sind.

Viele sind der Ansicht, dass Rauchen einfach nur eine mehr oder weniger teure, stinkende, blöde Angewohnheit sei. Nach unserer Meinung ist Rauchen viel mehr. Denn das Rauchen macht dem Raucher Spaß, es beruhigt und belohnt ihn. In seinem Empfinden ist die Zigarette untrennbar mit bestimmten Situationen und Gefühlen verbunden und deshalb beinahe schon identitätsstiftend.

All das aufgeben – allein schon bei der Vorstellung bekommen viele mulmige Gefühle.

Und genau darum geht es.

Wenn jemand versucht aufzuhören und es nicht schafft, liegt es unseres Erachtens vor allem daran, dass seine Gefühle in Bezug auf die Zigaretten und die emotionalen Gründe für sein Rauchen nicht aufgelöst wurden. Vielleicht hatte er beispielsweise Angst zuzunehmen, wenn er nicht mehr raucht. Diese Angst führte dann dazu, dass er lieber wieder anfing.

Und wie ist es mit Ihnen? War für Sie die Zigarette bislang vielleicht Ihre einzige Möglichkeit, sich einmal zu entspannen? Klar, dass Sie dann Angst haben, darauf verzichten zu müssen. Wenn Sie nicht gelernt haben, sich diese Angst zu nehmen, muss es früher oder später fast zwangsläufig zu einem Rückfall kommen.

Mit MET gehen Sie vollkommen andere Wege der Entwöhnung. Das Neue daran ist, dass Sie *alle belastenden Gefühle* (wie etwa die Angst zuzunehmen, Angst vor Rückfall, Angst vor den Entzugserscheinungen, aber auch Entzugserscheinungen selber und das reine Verlangen nach einer Zigarette sowie alle Glaubenssätze, die sich um Rauchen und Nichtrauchen ranken) mit MET auflösen können. Dadurch entziehen Sie Ihrem süchtigen Verhalten den Nährboden und versetzen sich in einen Zustand von Entspannung, Gelassenheit und Zuversicht. MET bietet Ihnen also ein Rundum-rauchfrei-Paket, mit dem Sie richtig zufrieden sein werden.

Wenn Sie dem Weg folgen, den wir in diesem Buch beschreiben, werden Sie sich mit Ihrer Geschichte als Raucher befassen, mit den auslösenden Momenten, der ersten Zigarette, mit den Vorteilen, die Ihnen das Rauchen bringt, und den Nachteilen des Nichtrauchens. In diesem Zusammenhang werden Sie viele, viele belastende Gefühle entdecken.

Aber keine Angst, Sie müssen sie nicht aushalten. Mit MET können Sie sie auf der Stelle mit wenigen Handgriffen auflösen.

So bauen Sie sich vom ersten Moment an ein neues Leben als ausgeglichener Nichtraucher auf und erschaffen sich auf Dauer Schritt für Schritt eine durch keinen blauen

Dunst getrübte frische Identität. Wenn Sie sich für MET entscheiden, lassen Sie bald nur noch reine Luft in Ihren Körper und sagen mit jedem Atemzug JA zum Leben.

Eine kleine Bemerkung noch: Wir haben uns sehr bemüht, dieses Buch so praktisch und präzise zu halten wie irgend möglich. Das hat auch zur Folge, dass wir ganz allgemein von »Rauchern« und »Zigaretten« sprechen. Selbstverständlich sind immer auch alle *Raucherinnen* gemeint sowie Zigarren, Zigarillos und Pfeifentabak.

Warum es funktioniert: wissenswerte Hintergründe

Die Meridian-Energie-Techniken (MET) sind eine Technik aus der Energetischen Psychologie, die ursprünglich aus den USA stammt, sich aber auch in den deutschsprachigen Ländern zunehmend etabliert. Es ist eine sanfte, ganzheitliche Methode, die die mentale Einstimmung auf das zu lösende Problem (in diesem Fall Ihre Nikotinabhängigkeit) mit einer mechanischen Einwirkung auf die Meridiane des Menschen kombiniert. Dabei gehen die Weisheiten der jahrtausendealten asiatischen Heilkunst – der Akupunkturlehre – eine wunderbar wirksame Verbindung mit modernen Erkenntnissen der westlichen Welt ein.

Die Energetische Psychologie beruht auf dem Erfahrungswissen, dass süchtiges Verlangen, belastende Gefühle wie Ängste, Ärger, Schuldgefühle, aber auch körperliche Beschwerden auf Blockaden im Energiesystem des Körpers zurückgehen.

Wie aus der Akupunkturlehre bekannt ist, wird der menschliche Körper von Energiekanälen (den sogenannten Meridianen) durchzogen und mit Lebensenergie versorgt. Jeder dieser Meridiane ist einem bestimmten Organ zugeordnet.

Kann die Lebensenergie ausgewogen fließen, ist der Mensch ganz im Einklang mit sich selbst und der Welt, er fühlt sich wohl und ist gesund. Jede Störung des Gleichgewichts führt dagegen auf lange Sicht zu psychischen oder körperlichen Erkrankungen.

Schon vor mehr als 5000 Jahren haben nicht nur die Chinesen, sondern unter anderem auch die Japaner und Tibeter herausgefunden, dass ein gestörter Energiefluss in den Meridianen zu Befindlichkeitsstörungen und Krankheiten führt und dass man diesen gestörten Energiefluss durch leichtes Beklopfen bestimmter Akupunkturpunkte mit den Fingerspitzen korrigieren kann.

Szenenwechsel.

Im späten 20. Jahrhundert entdeckte der amerikanische Psychologe Roger Callahan, dass sich die seit Jahrzehnten bestehende Wasserphobie einer Patientin, die bis dahin gegen jede Art von Therapie resistent war, durch das Beklopfen eines Meridianpunktes innerhalb von Minuten auflöste. Diese Erkenntnis beflügelte ihn, eine neue Form der Therapie zu entwickeln, bei der durch das Beklopfen von Meridianpunkten belastende Gefühle schnell und dauerhaft aufgelöst werden können. Das war der Ursprung der Energetischen Psychologie, die sich seither ständig weiterentwickelt hat.

Energetische Blockaden erkennt man in erster Linie an ihren Auswirkungen. Denn jede Unterbrechung des Energieflusses in den Meridianen führt zu belastenden Emotionen oder auf Dauer zu körperlichen Symptomen.

Im Prinzip kann jede belastende Erfahrung körperlicher, seelischer oder geistiger Art, die ein Mensch macht, Blockaden in seinem energetischen Gefüge verursachen. Und manchmal dauert es Jahre, bevor sie zu »Auffälligkeiten« (einschränkenden Empfindungen, Krankheitssymptomen) führen.

Mit MET ist es nun nicht mehr erforderlich, sich mittels einer langwierigen Psychotherapie mühsam zu den Ursachen einer Störung vorzukämpfen. Stattdessen wird die Energieblockade als eigentliche Ursache angesehen und damit selbst zum Ausgangspunkt der Behandlung – und mental-mechanisch aufgelöst. Mit ihr das belastende Gefühl, der Glaubenssatz oder eben auch der Drang, eine Zigarette zu rauchen.

Mit MET können Sie Ihr Verlangen nach Nikotin, eventuelle Ängste vor Entzugserscheinungen, die Entzugserscheinungen selbst sowie alle anderen Probleme, die damit zusammenhängen, selbst sofort und dauerhaft auflösen. Denn auch sie sind nur ein Ergebnis blockierter Energien in den Meridianen. Klingt einfach? Ist es auch. Jede geniale Neuerung ist im Grunde ganz einfach.

Wie es im Einzelnen geht, werden wir Ihnen in diesem Buch Schritt für Schritt zeigen.

Klopfen Sie sich rauchfrei – die Methode

Eine Empfehlung vorweg: Trinken Sie während Ihrer Raucherentwöhnung viel stilles Wasser. Dies erhöht die Wirkung von MET und unterstützt Ihren Körper bei der Ausscheidung von Giftstoffen.

Das Thema benennen

Eine MET-Behandlung beginnt damit, dass Sie das Problem, Thema oder Gefühl, das Sie beklopfen wollen, benennen. In Ihrem Fall wäre das also am Anfang zum Beispiel »*Mein Verlangen nach einer Zigarette*«.

Dann schätzen Sie auf einer subjektiven Belastungsskala von null bis zehn ein, wie stark Ihr Verlangen zu rauchen in diesem Moment ist. Null bedeutet keinerlei Verlangen, zehn, dass Sie ein extrem hohes Verlangen haben.

Heilender Punkt und Berichtigungssätze

Der Heilende Punkt ist ein neurolymphatischer Reflexpunkt etwa zehn Zentimeter unterhalb des linken Schlüsselbeins über dem Herzen zwischen der zweiten und der dritten Rippe. Wenn Sie diesen Punkt ertasten, werden Sie in aller Regel feststellen, dass er wie ein blauer Fleck schmerzt.

An diesem neurolymphatischen Reflexpunkt lagern sich Toxine (Giftstoffe) ab. Diese werden durch das Massieren über die Lymphblutbahn ausgeleitet. Daran liegt es, dass dieser Punkt beim Massieren leicht schmerzt und auch nach der Behandlung noch wehtut. Nach einigen MET-Klopfrunden gibt sich das aber wieder.

Dieser Punkt wird mit drei oder vier eng beieinanderliegenden Fingern der rechten Hand im Uhrzeigersinn mit kreisenden Bewegungen massiert, während Sie zum Beispiel den folgenden Berichtigungssatz jeweils dreimal nacheinander laut aussprechen:

»Obwohl ich dieses Verlangen (diese Gier, dieses Bedürfnis) habe, jetzt eine Zigarette zu rauchen, liebe und akzeptiere ich mich so, wie ich bin.«

Berichtigungssätze dienen der Korrektur der sogenannten Energetischen Fehlschaltungen. (Wir gehen später in einem eigenen Kapitel ausführlich darauf ein. Im Moment reicht es völlig, dass Sie diesen Fachbegriff einmal hören und zur Kenntnis nehmen.)

Mit dem ersten Teil des Berichtigungssatzes (»Obwohl ...«) benennen Sie Ihr Problem. Damit nehmen Sie es an und legen überhaupt erst die Grundlage dafür, dass Sie es verändern beziehungsweise auflösen können. Denn das ist nur möglich, wenn Sie zunächst anerkennen, dass Sie ein Problem haben.

Mit dem zweiten Teil des Berichtigungssatzes (»... liebe und akzeptiere ich mich so, wie ich bin«) drücken Sie aus, dass Sie sich mit all Ihren Schattenseiten und Problemen vollkommen lieben und akzeptieren, auch wenn Sie (derzeit) noch nicht vollkommen davon überzeugt sind. Er richtet sich an Ihr Unterbewusstsein, das gegen diesen Satz mit Sicherheit keinerlei Einwände hat.

Eine weitere Möglichkeit, die Energetische Fehlschaltung zu korrigieren, besteht darin, dass Sie Klopfpunkt Nr. 12 (Handkantenpunkt, siehe Abb. 2, Seite 27) mit den Fingerspitzen der anderen Hand beklopfen und dabei den Berichtigungssatz aussprechen.

Beklopfen der 14 Meridianpunkte und der Klopfsatz

Bereit für den nächsten Schritt?

Gut, dann fangen wir jetzt mit dem Klopfen der 14 für unsere Zwecke relevanten Meridian- beziehungsweise Akupunkturpunkte an. Es sind dies:

1. Beginn der Augenbraue, wo Augenbraue und Nasenwurzel zusammentreffen (Blasenmeridian)
2. vom äußeren Augenwinkel ausgehend zur Schläfe hin direkt auf dem Schläfenknochen (Gallenblasenmeridian)
3. mittig auf dem unteren Rand des Knochens der Augenhöhle (Magenmeridian)
4. zwischen Nase und Oberlippe (Lenkergefäß)
5. im Grübchen unterhalb der Unterlippe (Konzeptionsgefäß)
6. etwa zwei Zentimeter unter dem Schlüsselbeingelenk (Nierenmeridian)
7. Körperseite, etwa eine Handbreit unter der Achselhöhle (Milz-Pankreas-Meridian)
8. der dem Körper zugewandte Nagelfalzwinkel auf dem Daumen (Lungenmeridian)
9. der dem Körper zugewandte Nagelfalzwinkel auf dem Zeigefinger (Dickdarmmeridian)
10. Kuppe des Mittelfingers (Kreislauf-Sexus-Meridian)

11. der dem Körper zugewandte Nagelfalzwinkel auf dem kleinen Finger (Herzmeridian)
12. unterhalb des kleinen Fingers auf der Handkante (Dünndarmmeridian)
13. höchster Punkt des Kopfes, Schnittpunkt der Verbindungslinie der Ohren und der Kopfmittellinie (Lenkergefäß)
14. Bauchnabelpunkt (circa zwei Zentimeter unterhalb des Bauchnabels; Konzeptionsgefäß)

Abb. 1

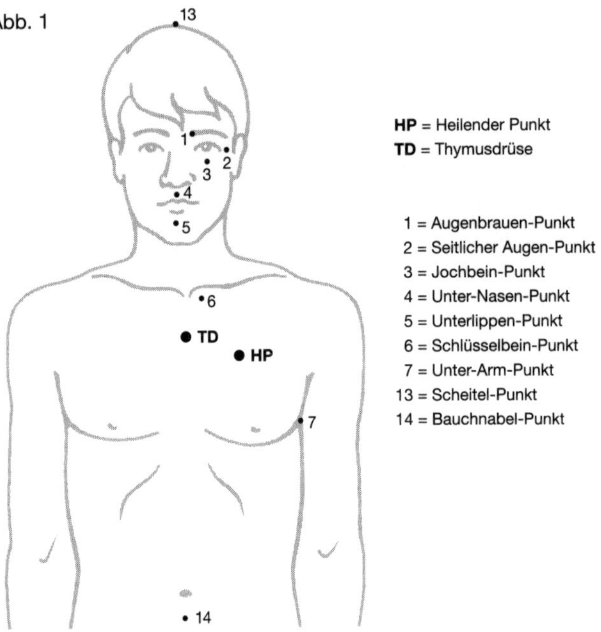

Abb. 2

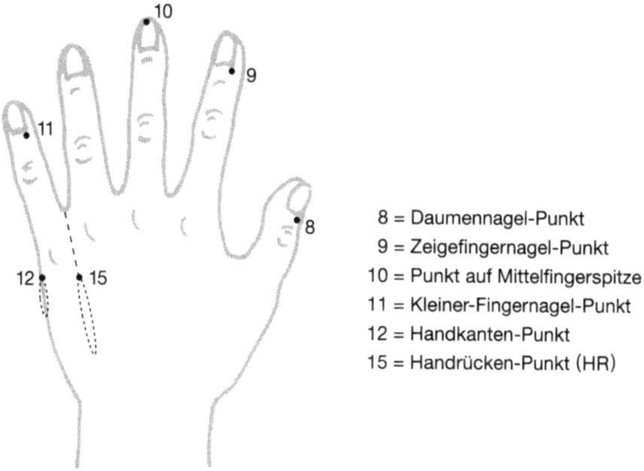

Diese Punkte beklopfen Sie in der angegebenen Reihenfolge jeweils etwa zehn- bis fünfzehnmal leicht mit Zeige- und/oder Mittelfinger. Es sollte sich angenehm anfühlen, nicht wehtun, jedoch spürbar sein. Sie können auf der linken oder der rechten Körperseite klopfen, abwechselnd beide Seiten oder aber auch beide Seiten gleichzeitig. Die Klopffrequenz beträgt drei bis fünf Schläge pro Sekunde.

Nun brauchen Sie nur noch einen begleitenden Klopfsatz. Sie können ihn ganz leicht aus Ihrem Berichtigungssatz entwickeln.

Dieser lautete in unserem Beispiel:

◉ *»Obwohl ich dieses Verlangen habe, jetzt eine Zigarette zu rauchen, liebe und akzeptiere ich mich so, wie ich bin.«*

Daraus ergibt sich der

- Klopfsatz: »Mein Verlangen nach einer Zigarette.«

Diesen sprechen Sie bei jedem einzelnen der 14 Klopfpunkte aus.

Die Handrückenserie

Sollte Ihr Verlangen nach einer Zigarette im Anschluss an die Klopfrunde noch nicht bei null sein, fügen Sie die Handrückenserie an.

Der Punkt, um den es hierbei geht (15, s. Abb. 2), ist ein weiterer sehr bedeutender Meridianpunkt. In der chinesischen Akupunkturlehre wird er dem Dreifachen Erwärmer als Meridian und organisch der Schilddrüse zugeordnet. Er liegt auf dem Handrücken zwischen den Sehnen des kleinen und des Ringfingers.

Das Beklopfen dieses Punktes zusammen mit den Schritten, die wir gleich beschreiben, zeitigt oft äußerst beeindruckende Reduzierungen der Belastungswerte.

Denken Sie weiterhin an Ihr Problem – in diesem Fall das Verlangen nach einer Zigarette – und beklopfen Sie den Handrückenpunkt im Rhythmus von drei bis fünf Schlägen pro Sekunde mit den Fingerspitzen von Zeige- und Mittelfinger. Währenddessen tun Sie Folgendes:

1. geradeaus schauen, Augen schließen
2. Augen öffnen, geradeaus schauen
3. mit unbewegtem Kopf scharf nach rechts unten schauen
4. mit unbewegtem Kopf scharf nach links unten schauen
5. die Augen zweimal langsam in eine Richtung kreisen lassen

6. die Augen zweimal langsam in die entgegengesetzte Richtung kreisen lassen
7. danach wieder geradeaus schauen
8. irgendeine Tonfolge summen
9. laut von 7 zurück nach 1 zählen
10. noch einmal eine Tonfolge summen.

Bei jedem Schritt klopfen Sie ungefähr sieben- bis zehnmal auf Ihren Handrückenpunkt.

Übrigens: Hat die erste Klopfrunde schon eine Reduzierung des Skalenwertes auf null bewirkt, braucht die Handrückenserie nicht mehr durchgeführt werden.

Restrunde

Nach dem Beklopfen der Punkte und gegebenenfalls der Handrückenserie schätzen Sie Ihr Problem erneut auf der Belastungsskala ein.

Ist Ihr Eingangsthema (in unserem Fall also das Verlangen nach einer Zigarette) in der Belastungsskala noch nicht auf null, gehen Sie so vor:

- Sprechen Sie dreimal den Satz »Obwohl ich *noch ein bisschen* Verlangen nach einer Zigarette habe, liebe und akzeptiere ich mich so, wie ich bin« aus.
Gleichzeitig massieren Sie Ihren Heilenden Punkt von innen nach außen im Uhrzeigersinn kreisend mit drei oder vier Fingern.
- Dann beklopfen Sie alle 14 Punkte noch einmal und sprechen bei jedem Punkt einmal den Satz: »Mein *restliches* Verlangen nach einer Zigarette« laut aus.

Im weiteren Verlauf ist immer von »Restrunde« die Rede, wenn der Rest eines Themas beklopft wird.

Spätestens jetzt müsste der Belastungswert auf null sein. Falls nicht, sollten Sie genau prüfen, ob das, was Sie noch als belastend empfinden und auf der Skala mit 2 oder 3 einschätzen, tatsächlich noch das ursprüngliche Thema ist.

Der Tatbestand könnte sich dahingehend verändert haben, dass Sie jetzt das Verlangen haben, diese *Zigarette zu rauchen und den Rauch tief zu inhalieren.* Dann fangen Sie mit *diesem neuen Thema* wieder von vorn an, sich zu beklopfen.

Aus Verlangen wird Angst – wenn sich Ihr Thema verändert

Im Zuge Ihrer Entwöhnung beklopfen Sie nicht nur Ihr Verlangen nach einer Zigarette mit MET. Sie lösen auch eine Vielzahl von Gefühlen auf, die im weitesten Sinne mit dem Rauchen zusammenhängen.

Deshalb sollten Sie wissen, dass sich das ursprüngliche Gefühl *während des Klopfens* verändern kann.

Das ist ein gutes Zeichen – deutet es doch darauf hin, dass sich das Ausgangsthema durch das Klopfen der ersten Punkte schon verändert und sich die entsprechende Emotion aufgelöst hat.

In diesem Fall dürfen Sie den Klopfvorgang unterbrechen. Prüfen Sie stattdessen, welches Problem oder Gefühl neu in den Vordergrund getreten ist.

Ein Beispiel aus der Praxis:

Häufig kommt es vor, dass jemand eine bestimmte Angst beklopft und nach einigen Klopfpunkten feststellt, dass die Angst gar nicht mehr da ist. Doch an ihrer Stelle ist jetzt zum Beispiel ein Schuldgefühl spürbar.

Wann immer sich das Thema, das Problem oder das Gefühl verändert, das Sie auflösen möchten, haben Sie drei Möglichkeiten, Ihre MET-Behandlung fortzusetzen:

- Sie massieren sich erneut Ihren Heilenden Punkt. Der Berichtigungssatz, den Sie dabei aussprechen, bezieht sich jetzt jedoch nicht mehr auf die Angst, sondern auf das neue Thema (Beispiel hier: Ihr Schuldgefühl) – »Obwohl ich dieses Schuldgefühl habe, liebe und akzeptiere ich mich so, wie ich bin.«
- Oder Sie klopfen die 14 Klopfpunkte, beginnend mit dem ersten, dem Augenbrauen-Punkt (Abb. 1, S. 26). Der Klopfsatz, den Sie dabei verwenden, lautet jetzt »Mein Schuldgefühl«.
- Oder aber Sie klopfen einfach mit dem neuen Thema (»Mein Schuldgefühl«) an der Stelle weiter, an der der Übergang von der Angst zum Schuldgefühl stattfand.

Nach jedem Klopfdurchgang ist es unabdingbar, ganz genau nachzuspüren, was sich verändert hat und ob eventuell ein neues belastendes Gefühl aufgetaucht ist. An diesem orientiert sich dann gegebenenfalls die nächste Klopfrunde. Sollten Sie ein körperliches Symptom verspüren, wie etwa Übelkeit, wenden Sie sich unmittelbar Ihrer Übelkeit zu und sprechen bei jedem Klopfpunkt die Worte »Meine Übelkeit« aus, während Sie sich weiter beklopfen.

Der Ablauf in der Übersicht

1. Benennen des Problems (zum Beispiel: Ihr Verlangen, eine Zigarette zu rauchen) und Einschätzen des Verlangens auf der Skala zwischen 0 (kein Verlangen) und 10 (höchstes Verlangen).
2. Massieren des Heilenden Punktes. Dabei dreimaliges Aussprechen des Berichtigungssatzes: »Obwohl ich dieses Verlangen nach einer Zigarette habe, liebe und akzeptiere ich mich so, wie ich bin.«
3. 10- bis 15-maliges Beklopfen der 14 Meridianpunkte, dabei den Klopfsatz pro Klopfpunkt einmal aussprechen (circa drei bis fünf Schläge pro Sekunde).
4. Beklopfen des Handrückens (Handrückenserie).
5. Überprüfen und gegebenenfalls Neubestimmung des Problems auf der Skala oder Benennung eines neuen Problems.
6. Falls die Belastung noch nicht auf 0 oder 1 gesunken ist, zweiter Durchgang (Restrunde) mit Massieren des Heilenden Punktes und Berichtigungssatz: »Obwohl ich noch etwas Verlangen nach einer Zigarette habe, liebe und akzeptiere ich mich so, wie ich bin.«
7. Erneutes Klopfen der 14 Klopfpunkte mit dem Klopfsatz »Mein restliches Verlangen nach einer Zigarette«.

Nachspüren, welches Problem/Gefühl jetzt im Vordergrund steht. Ist das Problem auf null, haben Sie sich erfolgreich beklopft. Sollte ein weiteres Thema fühlbar werden, neuerliches Beklopfen.

Zwei Übungen als Wegbegleiter in eine gesunde Zukunft

Für jeden, der künftig ein zufriedenes Nichtraucher-Leben führen möchte, gibt es zwei Übungen, die dieses Vorhaben nachhaltig unterstützen. Sie sollten regelmäßig einmal am Tag durchgeführt und zu einem festen Bestandteil der Alltagsroutine gemacht werden:

- die Atemgleichgewichtsübung für innere Zentriertheit und
- das Thymusklopfen zum Ankurbeln des Energieflusses.

Durchführen können Sie diese beiden kurzen Übungen, wann immer Sie Lust haben: morgens, mittags, abends, zwischendurch. Wichtig ist nur, dass es tatsächlich täglich geschieht.

Die Atemgleichgewichtsübung

Unser Körper besitzt überall eine Plus-Minus-Polarität. Bei vielen Menschen ist diese Körperpolarität vertauscht, was zur Folge haben kann, dass eine MET-Behandlung nicht greift. Mit dieser Übung stellen Sie das Gleichgewicht wieder her. Darüber hinaus bewirkt sie die Synchronisation der beiden Gehirnhälften.

Und so geht's:

- Setzen Sie sich bequem auf einen Stuhl.
- Strecken Sie die Beine aus und kreuzen Sie in Höhe der Fußgelenke das linke Bein über das rechte.

- Strecken Sie die Arme aus und kreuzen Sie den rechten Arm in Höhe der Handgelenke über den linken.
- Drehen Sie die Handflächen zueinander, verschränken Sie die Finger und ziehen Sie die Arme derart gefaltet zum Brustbein.
- Atmen Sie ganz normal durch die Nase ein und durch den Mund aus.
- Drücken Sie jetzt beim Einatmen durch die Nase die Zunge leicht gegen den oberen Gaumen, so als würden Sie ein L bilden.
- Beim Ausatmen durch den Mund lassen Sie die Zunge wieder locker auf den Mundboden fallen und sagen innerlich das Wort »Gleichgewicht« oder »Balance«.

Diese Übung wird etwa zwei Minuten lang durchgeführt.

Das Thymusklopfen

Die Thymusdrüse liegt hinter dem Brustbein über dem Herzbeutel und ist bei der Geburt und im Kindesalter noch voll ausgebildet. Zuständig ist sie für die Bildung der T-Zellen (T steht für Thymus) des Immunsystems. In allererster Linie jedoch gilt diese wichtige Drüse als Kontrollstelle des Meridiansystems im Körper. Sie überwacht den gesamten Energiestrom. Ist die Thymusdrüse aktiv, verfügen wir über eine hohe Lebensenergie, gute Abwehrkräfte und sind rundum gesund.

Vor allem durch das Rauchen, aber auch aufgrund von Krankheiten, schädigenden Umwelteinflüssen und einer negativen Lebenseinstellung wird die Thymusdrüse dauerhaft geschwächt, was dazu führt, dass sie im hohen Alter nur noch winzig klein ist.

Jede Schwächung der Thymusdrüse aber geht zulasten von Vitalität, Gesundheit und Immunabwehr, mit der Folge, dass wir uns kraft- und mutlos fühlen und leichter krank werden.

Die gute Nachricht: Durch sanftes Beklopfen können Sie die Thymusdrüse stärken und damit Ihre Lebensenergie erhöhen.

Mit Rauchern haben wir in einigen Fällen sogar schon die Erfahrung gemacht, dass das reine Beklopfen der Thymusdrüse genügte, um ihr Verlangen nach einer Zigarette zum Verschwinden zu bringen.

Für alle gilt: Zur Aktivierung und Stärkung Ihrer Thymusdrüse beklopfen Sie das Brustbein circa sieben Zentimeter unterhalb der Halsgrube leicht mit der flachen Hand oder einer leicht geöffneten Faust (im Takt von ungefähr drei Schlägen pro Sekunde). Dabei sagen Sie fünf- bis siebenmal den Satz:

»Ich liebe und glaube, vertraue, bin dankbar und mutig.«

Sie können die Thymusdrüse auch einfach so zwischendurch (am besten im Dreivierteltakt) beklopfen, ohne Worte. Das gibt Ihnen Stärke, unterstützt Ihren Lebenswillen und harmonisiert Ihre Meridiane und damit Ihre Gefühlswelt.

Der Einstieg in den Ausstieg – Ihre erste Selbstbehandlung

Wenn Sie mögen, können Sie gleich jetzt den ersten Schritt in ein Leben als Nichtraucher machen.

Beklopfen Sie Ihr Verlangen nach einer Zigarette.

Und das geht so. Wenn Ihr Verlangen nach einer Zigarette in diesem Moment sehr groß ist, nehmen Sie sie bitte in die linke Hand. Schauen Sie sich die Zigarette an und schätzen Sie Ihr Verlangen, sie jetzt zu rauchen, auf der Skala von null (»kein Verlangen«) bis zehn (»größtes Verlangen«) ein.

Während Sie weiterhin die Zigarette anschauen, reiben Sie mit der rechten Hand Ihren Heilenden Punkt und sprechen dabei folgenden Berichtigungssatz dreimal aus:

»Obwohl ich dieses Verlangen nach dieser Zigarette habe, liebe und akzeptiere ich mich so, wie ich bin.« Ihr Klopfsatz lautet:

»Mein Verlangen nach dieser Zigarette.« (Sie schauen weiterhin die Zigarette an.)

Schon nach einer Klopfrunde dürfte sich Ihr Verlangen erheblich verringert haben.

Schließen Sie dann die Handrückenserie an. Danach schätzen Sie Ihr Verlangen erneut auf der Skala ein. Ist es auf null, können Sie die Zigarette weglegen. Ist noch ein restliches Verlangen vorhanden, reiben Sie den Heilenden Punkt und sprechen Sie folgenden Berichtigungssatz (Zigarette bitte weiterhin anschauen):

- »Obwohl ich noch ein bisschen Verlangen nach dieser Zigarette habe, liebe und akzeptiere ich mich so, wie ich bin.«

Ihr Klopfsatz lautet:

- »Mein restliches Verlangen nach dieser Zigarette.« (Zigarette bitte weiterhin anschauen.)

Sollte es dann immer noch zu keiner Verringerung Ihres Verlangens gekommen sein, liegt es möglicherweise an der bereits erwähnten Energetischen Fehlschaltung. Diesem weitverbreiteten Phänomen widmen wir das nächste Kapitel, in dem wir Ihnen auch die Hintergründe näher erläutern. Vor der Theorie hier schon einmal die praktische Anwendung.

Sprechen Sie die folgenden Sätze dreimal aus und klopfen diese dabei in den Handkantenpunkt oder massieren sie in den Heilenden Punkt ein:

- »Obwohl ich es mir nicht gestatte, dieses Verlangen zu überwinden, liebe und akzeptiere ich mich so, wie ich bin.«
- »Obwohl es für mich unmöglich ist, dieses Verlangen zu überwinden, liebe und akzeptiere ich mich so, wie ich bin.«
- Obwohl ich große Zweifel habe, dass MET bei mir funktioniert, liebe und akzeptiere ich mich so, wie ich bin.«
- »Obwohl es ein Risiko für mich und andere bedeutet, dieses Verlangen zu überwinden/verlieren, liebe und akzeptiere ich mich so, wie ich bin.«
- »Obwohl ich dieses Verlangen behalten will, liebe und akzeptiere ich mich so, wie ich bin.«
- »Obwohl ich es nicht verdient habe, mein Verlangen zu überwinden, liebe und akzeptiere ich mich so, wie ich bin.«

Im Anschluss beklopfen Sie noch einmal alle 14 Meridianpunkte mit dem Satz »Mein Verlangen nach dieser Zigarette«.

»Mein Verlangen nach einer Zigarette« ... wird immer geringer

Wenn Ihr Verlangen dann auf null ist und Sie sich die Zigarette gar nicht mehr anzünden wollen, haben Sie schon eine unschätzbar wichtige Erfahrung gemacht: Sollte das Verlangen nach einer Zigarette irgendwann einmal wieder auftauchen, können Sie es jederzeit beklopfen. Später stellen Sie dann fest, dass die Lust auf eine Zigarette umso kleiner wird, je häufiger Sie sie beklopfen.

Natürlich kann es am Anfang der Entwöhnung noch sein, dass Sie ständig an Zigaretten denken und mit dem Gedanken spielen, sich eine anzuzünden. Aber auch das können und sollten Sie sofort beklopfen, und zwar wie folgt.

Reiben Sie den Heilenden Punkt oder klopfen Sie den Handkantenpunkt und sprechen dabei den Berichtigungssatz.

- Berichtigungssatz: »Obwohl ich ständig an Zigaretten denken muss, liebe und akzeptiere ich mich so, wie ich bin.«
- Klopfsatz: »Ich denke ständig an Zigaretten.« Während Sie ihn wiederholt aussprechen, beklopfen Sie sich nacheinander alle 14 Meridianpunkte.

Genauso gehen Sie auch vor, wenn Sie ständig daran denken, sich eine Zigarette *anzuzünden*.

Sollte danach noch ein Rest vorhanden sein, schließen Sie die Handrückenserie an und klopfen gegebenenfalls noch die Restrunde (siehe Seite 29 »Restrunde«).

Sie werden mit Sicherheit feststellen, dass danach die quälenden Gedanken an das Rauchen verschwinden und anderen Bildern und Vorstellungen Platz machen. Spüren Sie's?

Aus dem Allergröbsten sind Sie jetzt schon raus. Die ersten greifbaren Erfolge mit MET können Sie verbuchen.

Glückwunsch!

Und jetzt geht's gleich weiter – volle Kraft voraus in ein Leben ohne Husten und vergilbte Gardinen.

Energetische Fehlschaltung – der innere Schweinehund

Nun möchten Sie möglicherweise schon so lange mit dem Rauchen aufhören, aber irgendwie ... qualmen Sie immer weiter.

Der Grund hierfür ist Ihr innerer Schweinehund, dem Sie sich (bisher!) macht- und hilflos ausgeliefert fühlten. Mit großem Nachdruck und erheblicher Hartnäckigkeit sorgt er dafür, dass Sie wider besseres Wissen gegen Ihre Interessen handeln und sich Schaden zufügen.

In der Energetischen Psychologie trägt dieses lästige, aber – nicht nur unter Rauchern – äußerst weitverbreitete Haustier einen anderen Namen: Energetische Fehlschaltung. Gemeint ist dasselbe, nämlich eine Art unbewusster Selbstsabotage, die verhindert, dass wir optimal für uns sorgen und all das eins zu eins umsetzen, was wir uns vornehmen.

So möchten wir uns »eigentlich« gesund ernähren und tun es nicht. Wir wollen Sport treiben, bleiben aber im Sessel hocken. Wir wollen abnehmen und schaffen es nicht. Wir wünschen uns eine glückliche Liebesbeziehung und tun alles dafür, dass auch die x-te Partnerschaft den Bach runtergeht. Trotz aller guten Vorsätze, zu sparen und mehr Geld zu verdienen, bleibt das Konto in den roten Zahlen. Wir möchten Karriere machen, müssen aber feststellen, dass wir gemobbt und bei Beförderungen übergangen werden. Oder aber auch: Wir sind abhängig von einer Substanz –

Alkohol, Drogen, Süßigkeiten oder eben Nikotin –, wissen ganz genau, dass sie gesundheitsschädigend ist, und halten daran fest.

Sie sehen, Sie sind in großer Gesellschaft.

Wenn wir uns im Zustand der Energetischen Fehlschaltung befinden, ist es, solange wir nichts dagegen unternehmen, praktisch unmöglich, Verhaltensweisen wie die gerade angerissenen abzustellen. Da kann der Wille noch so groß sein. Der Schweinehund macht uns einen Strich durch die Rechnung.

Doch Sie können sich wehren.

Bringen Sie Ihren inneren Schweinehund zur Strecke! Legen Sie ihm das Handwerk, indem Sie die Energetische Fehlschaltung korrigieren.

Die Korrektur

Sie selbst sind zu jedem Zeitpunkt in der Lage, Ihre Energetische Fehlschaltung zu korrigieren. Und das geht ganz einfach. Sie müssen nur Ihren Heilenden Punkt massieren oder sich den Handkantenpunkt klopfen und dabei gleichzeitig einen Berichtigungssatz aussprechen.

Da sich Raucher in einem Zustand der permanenten Energetischen Fehlschaltung befinden, ist deren Korrektur ein unverzichtbar wichtiger Bestandteil der Entwöhnung mit MET.

Im Grunde ist es völlig absurd, und das wissen Sie genauso gut wie wir. Auf jeder Schachtel steht es: Rauchen kann tödlich sein. Raucher sterben früher. Rauchen lässt die Haut vorzeitig altern. Und was der Wahrheiten mehr sind.

Und Raucher rauchen trotzdem weiter.

Die Fehlschaltung beinhaltet in diesem Fall, dass ein Teil des Menschen den Drang hat, sich (aber auch anderen) ernsthaften Schaden zuzufügen und sich letzten Endes selbst zu zerstören. Ungeachtet des bewussten Willens, zu leben, gesund zu sein und andere pfleglich zu behandeln.

Das Ziel und die Wirkung der MET-Raucherentwöhnung bestehen nun darin, diese Energetische Fehlschaltung aufzulösen und an die Stelle widerstreitender Kräfte den hundertprozentigen Wunsch nach Leben zu setzen.

Aber Vorsicht: Mit einmaligem Beklopfen ist es selten getan, denn die Energetische Fehlschaltung kann – vor allem in Bezug auf das Rauchen – durchaus mehrschichtig sein. Hinzu kommt, dass auch äußere Einflüsse (beruflicher Stress, Ärger mit Freunden, Schockerlebnisse, Handystrahlung, Luftverschmutzung, Verseuchung der Nahrung und des Wassers, um nur einige Beispiele zu nennen) immer wieder zu Energetischen Fehlschaltungen führen können. Diese müssen daher stets aufs Neue aufgelöst werden.

Den Standardablauf zur Korrektur der Energetischen Fehlschaltung kennen Sie im Grunde schon. Als Sie eingangs Ihr Verlangen nach einer Zigarette beklopften, haben Sie mit dem Satz »Obwohl ich dieses Verlangen nach einer Zigarette habe, liebe und akzeptiere ich mich so, wie ich bin« Ihre Fehlschaltung bezüglich des Verlangens aufgelöst. Genauso machen Sie es auch mit den anderen Fehlschaltungen (zum Beispiel der Angst aufzuhören oder der Angst vor Entzugserscheinungen).

Besser ist besser

In der Behandlung von Nikotinabhängigkeit kommt es gelegentlich vor, dass sich bestimmte Themen nicht auf null klopfen, also auch nicht auflösen lassen.

Falls dies nicht daran liegt, dass Ihr Klopfsatz ungenau formuliert war, haben Sie möglicherweise unbewusste Anteile in sich, die aus bestimmten Gründen nicht zulassen, dass Sie das Problem auflösen.

Dabei handelt es sich in der Regel um Energetische Fehlschaltungen, die Sie durch Massieren des Heilenden Punktes oder Klopfen des Handkantenpunktes neutralisieren können.

Da Sie ja aller Wahrscheinlichkeit nach nicht genau wissen, welcher Teil das Auflösen eines bestimmten Gefühlsthemas verhindert, massieren Sie die Sätze, die gleich folgen, in den Heilenden Punkt beziehungsweise klopfen sie in den Handkantenpunkt ein.

An der Stelle der drei Pünktchen setzen Sie das Problem ein, das Sie in der normalen MET-Behandlung noch nicht gelöst haben (wie etwa das Verlangen nach einer Zigarette oder die Angst vor Gewichtszunahme und dergleichen). Dann massieren Sie sich den Heilenden Punkt oder klopfen Ihren Handkantenpunkt und sprechen dabei die folgenden Sätze je dreimal aus:

- »Obwohl ich es *nicht verdient* habe«, (hier benennen Sie Ihr Problem) »zu verlieren/zu überwinden, liebe und akzeptiere ich mich so, wie ich bin.«
- »Obwohl ich es mir *nicht gestatte*, ... zu überwinden, liebe und akzeptiere ich mich so, wie ich bin.«
- »Obwohl ich nicht alles tue, was *nötig* ist, um ... zu überwinden, liebe und akzeptiere ich mich so, wie ich bin.«

- »Obwohl es mir *keinen Vorteil* bringt, wenn … weggeht, liebe und akzeptiere ich mich so, wie ich bin.«
- »Obwohl es für mich *unmöglich* ist, dieses … zu überwinden, liebe und akzeptiere ich mich so, wie ich bin.«
- »Obwohl ich eine *besondere Blockade* habe, … zu verlieren, liebe und akzeptiere ich mich so, wie ich bin.«
- »Obwohl ich *nicht daran glaube*, … mit MET auflösen zu können, liebe und akzeptiere ich mich so, wie ich bin.«
- Obwohl ich *Zweifel* habe, … mit MET auflösen zu können, liebe und akzeptiere ich mich so, wie ich bin.«
- »Obwohl mein … *viel zu tief sitzt*, als dass ich es überwinden könnte, liebe und akzeptiere ich mich so, wie ich bin.«
- »Obwohl ich dieses Problem *behalten werde*, liebe und akzeptiere ich mich so, wie ich bin.«
- »Obwohl ich *Angst* davor habe, … zu überwinden, liebe und akzeptiere ich mich so, wie ich bin.«
- »Obwohl ich *Angst* davor habe, dass hinter … ein viel größeres Problem steht, liebe und akzeptiere ich mich so, wie ich bin.«
- »Obwohl mir etwas *fehlen* wird, wenn ich … überwinde, liebe und akzeptiere ich mich so, wie ich bin.«
- »Obwohl sich mein *Leben nachhaltig verändern* würde, wenn ich … verliere, liebe und akzeptiere ich mich so, wie ich bin.«

Danach klopfen Sie jeden der 14 Meridianpunkte beispielsweise mit dem Satz »Mein Verlangen, eine Zigarette zu rauchen«. (Es reicht, wenn Sie ihn pro Punkt einmal aussprechen.)

Falls noch ein restliches Verlangen nach einer Zigarette vorhanden sein sollte, verfahren Sie wie folgt:

Sie massieren kreisend Ihren Heilenden Punkt und sagen dabei dreimal den Berichtigungssatz: »Obwohl ich immer noch etwas Verlangen habe, eine Zigarette zu rauchen, liebe und akzeptiere ich mich so, wie ich bin.«

Danach: Erneutes Klopfen der 14 Meridianpunkte mit dem Klopfsatz: »Mein restliches Verlangen, eine Zigarette zu rauchen.«

So verfahren Sie auch, falls sich ein anderes emotionales Thema, beispielsweise eine bestimmte Angst, nicht auflösen sollte, obwohl Sie gewissenhaft geklopft haben. Gehen Sie genau vor wie eben beschrieben und lösen Sie alle eventuellen Fehlschaltungen in Bezug auf dieses neue Thema auf.

Eines vielleicht noch: Ganz auf Nummer sicher gehen Sie, wenn Sie nacheinander mit allen von uns aufgelisteten Fehlschaltungssätzen arbeiten. Es würde jedoch auch reichen, wenn Sie nur die auswählen, welche Sie in Bezug auf das Problem, das sich nicht lösen lässt, besonders ansprechen und berühren.

Nägel mit Köpfen – Sie treffen die Wahl

Nachdem Sie sich nun eingehend mit dem Ablauf der MET-Raucherentwöhnung vertraut gemacht haben, möchten wir Ihnen eine weiterführende Technik vermitteln, mit der Sie Ihren Weg in ein rauchfreies Leben befestigen und den Prozess, in dem Sie sich befinden, beschleunigen können: die Wahlsätze.

Mit Wahlsätzen treffen Sie eine Aussage darüber, was Sie in Ihrem Leben künftig erreichen oder erschaffen wollen.

Zu sagen, dass Sie nicht mehr rauchen möchten, ist ein sehr wichtiger Schritt. Aber er reicht noch nicht. Denn für die praktische Ausgestaltung Ihres rauchfreien Lebens kommt es entscheidend darauf an, dass Sie ganz genau wissen und beschreiben können, wie es aussehen und sich anfühlen soll.

Wie wird es sein – Ihr künftiges Leben ohne Zigarette?

Die Wahlsätze, um die es in diesem Kapitel geht, stellen eine sehr kraftvolle MET-Technik dar, die Sie in Ihrem Vorhaben erheblich unterstützen wird.

Dabei setzen Sie mit vollem Bewusstsein und gezielter Absicht etwas ein, das Sie sowieso ständig tun, wenn auch häufig eher unbewusst: Sie treffen Entscheidungen. Von früh bis spät. Meistens allerdings automatisch und ungeplant: Sie wählen aufzustehen; Sie wählen, sich die Zähne zu putzen; Sie wählen, eine Zigarette zu rauchen, statt sich mit Ihrem Partner zu streiten; Sie wählen, die Wäsche zu bügeln.

Mit den Wahlsätzen machen Sie sich diese Freiheit, die Sie in jedem Augenblick des Tages haben, bewusst. Sie treffen Entscheidungen über Ihr künftiges Leben, ergreifen die Initiative und machen sich klaren Kopfes daran, Ihre persönliche Wirklichkeit aktiv zu gestalten.

Wahlsätze richten sich direkt an Ihr Unterbewusstsein und ermöglichen ihm, einen Weg zu finden, wie es die Entscheidung, die Sie getroffen haben, umsetzt.

Da sich das Unterbewusstsein unbedingt und ohne Wenn und Aber nach Ihren Wahlsätzen richtet, ist es wichtig, sie so allgemein wie möglich zu halten. Denn auf diese Weise stehen ihm alle Wege offen, den Inhalt Ihres Wahlsatzes in die Realität umzusetzen. Lassen Sie sich überraschen!

Und jetzt wollen wir Ihnen zeigen, wie Sie die für Sie richtigen Wahlsätze mit Ihrem Klopfen verknüpfen.

Neue Wege gehen

Lassen Sie uns für den Moment davon ausgehen, dass Sie gerade wirklich, wirklich große Lust auf eine Zigarette haben.

Da es jetzt nicht hilft, oder höchstens kurzfristig, wenn Sie versuchen, sich einzureden, Sie seien Nichtraucher und das Leben ohne Zigaretten wäre überhaupt das Allergrößte, ist es wichtig, dass Sie zunächst

- Ihr Verlangen nach einer Zigarette und/oder
- alle belastenden Gefühle (wie etwa die Angst, rückfällig zu werden) und/oder

- alle blockierenden Glaubenssätze und Überzeugungen (»Ich schaffe das sowieso nicht«) beklopfen.

Nachdem Sie das Verlangen, die Gefühle und die Glaubenssätze mit MET aufgelöst haben, können Sie einen Wahlsatz einklopfen:
☺ »Obwohl ich dieses Verlangen nach einer Zigarette hatte, liebe und akzeptiere ich mich so, wie ich bin, und *wähle dieses Verlangen in das Verlangen nach einem Spaziergang umzuwandeln.*«

Aber Vorsicht: *Wahlsätze können ihre volle Wirkung tatsächlich erst dann entfalten, wenn vorher alle belastenden Gefühle und Glaubenssätze beziehungsweise Überzeugungen aufgelöst wurden.*

Wenn Sie also mit Wahlsätzen arbeiten möchten, müssen Sie sich zunächst in aller Aufrichtigkeit fragen, welche Anteile von Ihnen selbst etwas gegen die neue Richtung einzuwenden haben, und sehr genau auf die Antwort lauschen, die Sie erhalten.

Diese Emotionen, Glaubenssätze oder Überzeugungen beklopfen Sie mit MET, bis sie auf null sind. Erst danach klopfen Sie den Wahlsatz, der Ihnen am Herzen liegt, in die Meridiane ein.

Auf die Formulierung kommt es an

Hier einige Anhaltspunkte für die Bildung von Wahlsätzen:

Der Wahlsatz sollte *positiv formuliert* sein, benutzen Sie also bitte keine Verneinungen. Er sollte *fantasievoll* sein und möglichst *Eigenschaftswörter* wie »angenehm«, »befriedigend«, »erfreulich«, »genial«, »sicher«, »beglückend«,

»traumhaft«, »erfüllend«, »bereichernd« und/oder starke Hauptworte wie »Freude«, »Begeisterung«, Lust« und dergleichen enthalten. Ihrem Einfallsreichtum sind an dieser Stelle keinerlei Grenzen gesetzt.

Der weitere Ablauf

Wie Sie dann weiter vorgehen, möchten wir Ihnen anhand des Beispiels »Angst, mit dem Rauchen aufzuhören« erläutern.

- Sie benennen Ihr Problem (Ihre Angst, mit dem Rauchen aufzuhören).
- Sie kreieren eine Wahlmöglichkeit, zum Beispiel: »Mir voller Begeisterung und Freude ein dauerhaft rauchfreies Leben aufzubauen.«
- Sie bilden Ihren Berichtigungssatz: »Obwohl ich Angst habe, mit dem Rauchen aufzuhören, liebe und akzeptiere ich mich so, wie ich bin, *und wähle, mir voller Begeisterung und Freude ein dauerhaft rauchfreies Leben aufzubauen.*« Diesen Satz sprechen Sie dreimal aus und reiben dabei Ihren Heilenden Punkt.
- Mit dem Klopfsatz »Meine Angst, mit dem Rauchen aufzuhören« absolvieren Sie dann wie gehabt einen Klopfdurchgang mit allen 14 Punkten.
- Im Anschluss beklopfen Sie wieder jeden einzelnen Punkt und sprechen dabei Ihren Wahlsatz immer einmal aus: »Ich wähle, mir voller Begeisterung und Freude ein dauerhaft rauchfreies Leben aufzubauen.«
- Anschließend führen Sie die Handrückenserie durch.

Nehmen Sie wahr, wie dieser Wahlsatz auf Sie wirkt. Vielleicht heben sich Ihre Schultern, Ihr Kopf richtet sich auf, eine neue Kraft entsteht in Ihnen oder Sie fühlen, dass es Spaß macht, wenn Sie Ihr Leben in die Hand nehmen und Ihre Wahl treffen. Der Zusatz »Ich wähle« verstärkt Ihre Aussage. Das ist der ganze Trick. Und er funktioniert!

Sie können auch einfach zwischendurch einen Wahlsatz in Ihre Meridianpunkte einklopfen. Wann immer Sie das Bedürfnis danach empfinden. Dann beklopfen Sie alle 14 Punkte und sprechen bei jedem Ihren Wahlsatz.

Hier einige Beispiele:

- »Ich wähle eine rauchfreie Zukunft.«
- »Ich wähle, meine rauchfreie Zukunft zu genießen.«
- »Ich wähle, jeden Tag meines rauchfreien Lebens zu genießen.«
- »Ich wähle, mit jedem rauchfreien Tag gesünder zu werden.«
- »Ich wähle zu wissen, dass jeder rauchfreie Tag meine Abstinenz stabilisiert.«
- »Ich wähle, mich jeden Tag als zufriedener Nichtraucher zu fühlen.«
- »Ich wähle, meine Vergangenheit als Raucher für immer loszulassen.«
- »Ich wähle, meine neu gewonnene Freiheit als Nichtraucher zu genießen.«
- »Ich wähle, mir für jeden rauchfreien Tag dankbar zu sein.«
- »Ich wähle, ab sofort als Nichtraucher nur noch liebevoll mit mir und meinem Körper umzugehen.«
- »Ich wähle, mich daran zu erinnern, dass ich mich jederzeit in kritischen Situationen beklopfen kann.«
- »Ich wähle, mich daran zu erinnern, dass ich jederzeit mein Verlangen nach einer Zigarette beklopfen kann.«

* »Ich wähle zu wissen, dass ich stärker bin als mein Verlangen nach einer Zigarette.«

Lassen Sie sich inspirieren! Erschaffen Sie neue Sätze, die Ihre Wahl einer rauchfreien Zukunft stärken.

Rauchen – reine Gefühlssache

Zigaretten sind schädlich, teuer und stinken. Das weiß jeder, und Raucher sind auch nicht blöder als andere Menschen. Desgleichen ist ihnen bewusst, dass es bessere Methoden gibt, sich zu entspannen, zu konzentrieren oder seine Lebensqualität zu steigern, und die sind auch noch viel billiger.

Warum wird trotzdem weitergeraucht? Das liegt mit Sicherheit daran, dass der Raucher tatsächlich etwas für sein Geld bekommt, und zwar etwas sehr, sehr Wichtiges. Er erkauft es sich zu einem erschreckend hohen Preis, die Wirkung hält nicht lange an, und es lässt sich auch auf anderen Wegen erreichen. Trotzdem, Rauchen bringt einen Gewinn, denn:

Rauchen unterdrückt und reduziert Gefühlsregungen.

Das ist der zentrale Punkt.

Eine unerwartet gute Nachricht löst den Impuls aus, nach einer Zigarette zu greifen. Große Freude, Glück, aber auch Angst, Ärger, Wut, Trauer, Resignation, Scham, Schuldgefühle ebenfalls. In allen diesen Situationen wird geraucht, um die Erregung des Moments in den Griff zu bekommen.

Allgemein kann man also sagen, dass Rauchen dazu dient, emotionale Erregungszustände zu mindern. Dies ist unumstritten der Nutzen, den der Raucher, ohne dass er sich dessen bewusst ist, hat, wenn er raucht.

Sieben Minuten Angstfreiheit

Das emotionale Leitthema unserer Zeit ist die Angst. Kaum einer bleibt davon verschont: Angst vor Arbeitslosigkeit, vor Steuererhöhungen und Klimaveränderungen, Existenzängste, Angst zu versagen, Angst, den Partner zu verlieren, Angst vor dem Weltuntergang, Angst vor Krieg, Angst vor dem Alter, Angst, auf der Straße überfallen zu werden, Angst vor Grippe, Vogelgrippe und Schweinepest, Angst vor anderen Menschen, Angst, seine Gefühle zu zeigen, und was nicht alles.

Wir leben in einer von Angst geprägten Gesellschaft, Ängste scheinen zu unserem Leben dazuzugehören. Viele Menschen denken sich kaum mehr etwas dabei und finden es völlig normal.

Und so versucht eben jeder, seine Ängste so gut wie möglich unter Kontrolle zu bringen. Man schließt Versicherungen ab, verriegelt die Tür, geht zu Vorsorgeuntersuchungen, schließt eine weitere Versicherung ab, lässt sich gegen Grippe impfen, geht Fremdem aus dem Weg und trinkt ...

... oder raucht.

Denn auf Dauer lässt sich Angst nicht aushalten. Sie lähmt, macht befangen und schränkt ein. Die Reaktion: Jeder Einzelne sucht nach Möglichkeiten, sich dieses Gefühl vom Hals zu halten. Und neben anderen legalen Drogen, wie Fernsehen, Alkohol, Internet, Einkaufen oder Spielen, gehört das Rauchen nun einmal zu den kurzfristig wirksamsten Methoden, Angst zu kontrollieren, zu unterdrücken oder zu reduzieren.

Allerdings tatsächlich nur kurzfristig. Denn der Haken ist natürlich, dass das Rauchen die Angst nicht dauerhaft auflöst, sondern sie nur für einen kleinen Moment reduziert. Und so führt eine Zigarette zur nächsten.

Aber trotzdem: Es wirkt. Und warum?

Angst führt auf körperlicher Ebene zu einer Zwerchfellblockade, die sich darin äußert, dass wir mehr Luft einatmen, als wir ausatmen. Es liegt also ein Atemungleichgewicht vor. Und das ist eine zivilisationsbedingte Vitalitätsstörung, die in unseren Breiten geradezu epidemische Ausmaße angenommen hat.

Beim Rauchen nun wird tief inhaliert, vor allem aber wird der Rauch kontrolliert wieder abgegeben. Und das ist der Trick: Durch dieses kontrollierte Ausatmen verringert sich die Angst spürbar. Und zugleich wird die Zwerchfellblockade kurzfristig aufgehoben.

Wohlgemerkt: Das Rauchen löst die Angst nicht wirksam auf, sondern reduziert sie für den Moment und macht sie für diese kurze Zeit erträglicher.

Des ungeachtet ist hier auch der Grund dafür zu suchen, dass es vielen Menschen so schwerfällt, das Rauchen aufzugeben. Der Angstpegel, fürchten sie, könnte bedrohlich ansteigen.

»Warum denn gleich in die Luft gehen ...«

Rauchen ist auch noch gegen einen weiteren vitalen Erregungszustand »wirksam«: den gesamten Formenkreis von Ärger, Zorn, Wut und Aggression.

Ärgerliches Verhalten ist gesellschaftlich tabu. Schon als Kinder werden wir angehalten, unseren Zorn zu unterdrücken, Ärger und Wut runterzuschlucken, sie aber keinesfalls zu äußern. Kinder, die diese doch so menschlichen

Emotionen offen an den Tag legen, werden getadelt, bestraft und bloßgestellt. Im Erwachsenenleben verschwinden diese mächtigen Gefühle natürlich nicht einfach so. Doch der Umgang mit ihnen verknüpft sich häufig mit Ängsten – eine verhängnisvolle Allianz: Was könnten die anderen denken, wenn ich nachdrücklich meine Meinung äußere? Aus lauter Angst vor dem, was die anderen sagen, trau ich mich nicht, meinem Ärger Luft zu machen.

Deshalb wird auch in Situationen, in denen die »dunklen« Aspekte unseres Gefühlslebens dominieren, gern zur Zigarette gegriffen, denn als Ventil ist sie nicht untauglich.

Diejenigen unter uns, die sich noch gut an die Sechzigerjahre erinnern, haben bestimmt auch das – immer noch sprichwörtliche – HB-Männchen nicht vergessen, die im Mittelpunkt einer Zigarettenwerbung stehende Comicfigur, die kurz davor ist, vor Wut zu platzen – bis sie sich eines anderen besinnt, sich das Objekt der Reklame zur Brust nimmt und Ruhe findet. Dazu der Kommentar: »Wer wird denn gleich in die Luft gehen, greife lieber zur ...«

Was gern getan wurde.

Mit anderen belastenden Emotionen – Resignation, Scham- und Schuldgefühlen – ist es kaum anders, sie werden kurzfristig niedergehalten und gedämpft. Die Zigarette nimmt den Druck, fährt die ganze Palette des menschlichen Gefühlshaushalts auf ein erträgliches Gleichmaß zurück. Zudem drückt das Saugen an der Zigarette vielleicht unsere Sehnsucht nach der Geborgenheit an der Mutterbrust aus.

Unter diesen Umständen ist es kein Wunder, dass allein die Vorstellung, das Rauchen aufzugeben, viele regelrecht in Panik versetzt. Denn kein Raucher weiß so genau, wie er in Zukunft mit seinen aufsteigenden Gefühlen fertig werden soll, wenn der Ausweg Zigarette versperrt ist. Er kennt keine Verhaltensalternative, die ihm helfen könnte, mit seiner Angst oder seiner Wut dauerhaft klarzukommen. Denn eines muss man leider sagen: Auch Methoden wie die Progressive Muskelentspannung oder das autogene Training bieten keinen adäquaten Ersatz. Denn sie lösen die belastenden Emotionen, mit denen wir uns alle tagtäglich herumschlagen müssen, genauso wenig auf wie eine Zigarette, sondern dienen ebenfalls höchstens dazu, sie kurzfristig zu verringern. Und dem Raucher macht das Rauchen dann einfach mehr Spaß. Irgendwie auch verständlich.

Aus allen diesen Gründen hat der entwöhnte Raucher unseres Erachtens das Recht, sich eine wirklich taugliche Methode anzueignen, die es ihm ermöglicht, mit seinen auftauchenden Emotionen auf eine neue, alternative Weise zurechtzukommen.

Die Meridian-Energie-Techniken stellen diese Methode dar.

Denn mit MET können Sie unangenehme und belastende Gefühle sofort und dauerhaft auflösen.

Daher brauchen Sie in der Entwöhnungsphase mit MET auch keinerlei Nikotinersatzstoffe wie Pflaster oder Kaugummi, um Ihr Verlangen nach einer Zigarette zu stillen.

Mehr noch. Sie werden lernen, mit MET alles zu behandeln, was – und sei es auch im weitesten Sinne – mit dem Rauchen zusammenhängt. Wirklich alles.

Und das hat die wunderbare Nebenwirkung, dass Sie nie wieder mit dem Rauchen anfangen müssen. Wenn Sie mögen. Und wenn Sie sich an die Regeln halten, die in diesem Buch vorgestellt werden.

Glaubenssätze und Überzeugungen: Energien, die unser Leben prägen

Angenommen, Sie haben schon einmal oder auch mehrfach versucht, mit dem Rauchen aufzuhören, aber wieder angefangen. Dann sagen Sie sich wahrscheinlich: Ich schaff das nie! Ohne es zu merken, haben Sie sich damit einen Glaubenssatz erschaffen, der von nun an Ihre Wirklichkeit bestimmt und ganz wie von selbst dafür sorgt, dass Sie weiterrauchen.

Möglicherweise führt ein gescheiterter Versuch, auf die Zigarette zu verzichten, auch zu der Überzeugung: Mein Wille ist nicht stark genug. Oder Sie haben irgendwo einmal gehört, dass es zu Entzugserscheinungen kommt, wenn man mit dem Rauchen aufhört. Das ist ebenfalls nichts als ein Glaubenssatz. Übernehmen Sie ihn, wird er mit hoher Wahrscheinlichkeit dazu führen, dass Sie tatsächlich Entzugssymptome entwickeln, wenn Sie nicht mehr rauchen. Noch ein Beispiel: »Mit dem Rauchen aufzuhören ist mit das Schwierigste, was man überhaupt versuchen kann.« Da alle das sagen, muss es doch stimmen! Also werde ich genau diese Erfahrung machen: dass es für mich schwierig ist, mit dem Rauchen aufzuhören.

Auch aus anderen Bereichen unseres Lebens kennen wir ja jede Menge solcher Glaubenssätze und Überzeugungen: Das krieg ich nicht hin! Dazu bin ich zu dumm! Das hat noch keiner geschafft! Immer bin ich der Letzte! Immer bekomme ich die Schelte! Glaubenssätze sind im Unterbewusstsein gespeichert und dirigieren von dort aus unser Leben. Und Sie kriegen immer genau das serviert, was Sie glauben!

Glaubenssätze haben eine ungeheure Kraft, weil sie genau das erschaffen, woran wir glauben. Sie bewirken, dass man im Außen nur das wahrnimmt und erfährt, was den persönlichen Glaubenssätzen entspricht. Wir sprechen dann von objektiver Realität – dabei gibt es eine solche doch gar nicht. Denn jeder Mensch auf dieser Erde erschafft sich aufgrund seines eigenen Systems von Glaubenssätzen und Überzeugungen seine eigene subjektive Realität.

Die Gedanken sind frei – oder?

Wir denken zwar, es sei umgekehrt: Die moderne Quantenphysik und andere Zweige der Naturwissenschaften bestätigen allerdings die oben ausgeführten Erkenntnisse. Nicht eine irgendwie geartete objektive Realität prägt unser Erfassen der Welt, sondern das, was wir in der Tiefe unserer Persönlichkeit über sie denken, glauben und meinen.

In Bezug auf Ihren Tabakkonsum ergibt sich daraus, dass Sie ihn nur dann wirksam einstellen können, wenn Sie neben Ihren belastenden Gefühlen auch die Glaubenssätze auflösen, die mit Rauchen und Nichtrauchen zusammenhängen, um sich nach und nach eine neue Realität als Nichtraucher erschaffen zu können.

Mit MET lassen sich hemmende Glaubenssätze und Überzeugungen unverzüglich auflösen. Im Kapitel »Nägel mit

Köpfen – Sie treffen die Wahl« haben wir Ihnen ja schon erläutert, wie Sie neue, nährende Überzeugungen erschaffen und in Ihr Energiesystem einspeisen können, die Ihre Identität als Nichtraucher erfolgreich stützen.

Dies geht jedoch erst, nachdem alle Glaubenssätze, die nachhaltigem Erfolg entgegenstehen, beklopft und damit aufgelöst wurden.

Daher finden Sie im Folgenden eine Liste mit Glaubenssätzen/Überzeugungen, die Sie keinesfalls überblättern sollten. Widmen Sie sich ihr bitte eingehend. Lesen Sie jeden einzelnen Satz und schätzen Sie den Wahrheitsgehalt, den er für Sie persönlich hat, so genau wie möglich ein. Den ermittelten Wert notieren Sie bitte in der Spalte »Jetzt«. Null heißt in diesem Fall »trifft gar nicht zu«, zehn steht für »trifft hundertprozentig zu«.

Glaubenssatz	**Skalenwert**	
	jetzt	**nachher**
Rauchen ist ästhetisch.		
Rauchen ist schick.		
Ich brauche eine Zigarette, um eine Pause machen zu können.		
Mein Beruf ist so stressig, dass ich rauchen muss.		
Ich habe nicht genügend Willenskraft, um mit dem Rauchen aufhören zu können.		
Zigaretten schmecken gut.		

Glaubenssatz	Skalenwert jetzt	Skalenwert nachher
Ohne Zigaretten bin ich nur ein Nervenbündel.		
Das Leben ist ohne Zigarette nur halb so schön.		
Rauchen ist für mich ein Stück Lebensqualität.		
Raucher sind gemütliche Menschen.		
Raucher sind sympathisch.		
Raucher sind tolerant.		
Ich habe schon so oft versucht aufzuhören und es nie geschafft.		
Mit der Zigarette tue ich mir was Gutes.		
Wenn ich aufhöre, werde ich aggressiv sein.		
Wenn ich aufhöre, wird meine Arbeit darunter leiden.		
Ich rauche gern.		
Wenn ich mit dem Rauchen aufhöre, werde ich zunehmen.		
Ohne Zigaretten kann ich mich nicht konzentrieren.		
Rauchen schmeckt so gut, dass ich darauf nicht verzichten will.		
Wenn ich rauche, bin ich ein ganzer Mann.		

Glaubenssatz	Skalenwert	
	jetzt	nachher
Rauchen ist männlich.		
Rauchen beweist, dass ich meinen Mann/meine Frau stehe.		
Rauchen ist Abenteuer.		
Rauchen entspannt.		
Rauchen ist Genuss.		
Rauchen ist Erholung.		
Zigaretten geben mir Halt.		
Zigaretten geben mir Geborgenheit.		
Rauchen gibt mir Selbstbewusstsein.		
Wenn ich rauche, bin ich cool.		
Rauchen fördert meine Verdauung.		
Rauchen gibt mir Selbstsicherheit.		
Rauchen gehört dazu.		
Rauchen bedeutet für mich Freiheit.		
Wenn ich rauche, habe ich jedenfalls eine Beschäftigung.		

Glaubenssatz	Skalenwert	
	jetzt	nachher
Meine Trauer wird durch das Rauchen erträglich.		
Meine Angst vor dem Fliegen ist dann auszuhalten.		
Durch das Rauchen kann ich den Stress besser bewältigen.		
Ich fühle mich durch die Zigarette aufgewertet und ebenbürtig.		
Ein Laster muss der Mensch ja haben.		
Ich rauche, weil ich tun und lassen kann, was ich will.		
Wenn ich mit dem Rauchen aufhöre, habe ich auch nicht mehr Geld in der Tasche.		

Beklopfen Sie nun all die Glaubenssätze/Überzeugungen, deren Skalenwert für Sie über null lag. Danach schätzen Sie die Gültigkeit der jeweiligen Glaubenssätze erneut ein und tragen den Wert in die zweite Spalte (»Nachher«) ein.

Angenommen, eine Ihrer Überzeugungen lautet: »Ich glaube, dass Rauchen entspannt.«

Dann heißt Ihr Berichtigungssatz: »Obwohl ich glaube, dass Rauchen entspannt, liebe und akzeptiere ich mich so, wie ich bin.« Sprechen Sie diesen Satz dreimal laut aus. Dabei massieren Sie entweder Ihren Heilenden Punkt oder beklopfen den Handkantenpunkt.

Und Ihr Klopfsatz heißt: »Mein Glaube, dass Rauchen entspannt.« (Oder aber: »Rauchen entspannt.«)

Anschließend können Sie einen der nachfolgenden oder gern auch eigene Wahlsätze in die 14 Punkte einklopfen. Dabei sprechen Sie den Satz pro Punkt je einmal aus.

✳ Wahlsatz: »Ich wähle, eine für mich und meinen Körper gesunde Art der Entspannung zu finden.« oder

✳ »Ich wähle zu wissen, dass ich mich auch auf andere Art gut entspannen kann.« oder

✳ »Ich wähle, mir zu gestatten, eine andere Art der Entspannung zu finden.«

Glaubenssatz: *»Ohne Zigarette ist das Leben nur noch halb so schön.«*

◉ Berichtigungssatz: »Obwohl ich glaube, dass ohne Zigarette das Leben nur noch halb so schön ist, liebe und akzeptiere ich mich so, wie ich bin.«

⌘ Klopfsatz: »Mein Glaube (oder: meine Überzeugung), dass ohne Zigarette das Leben nur noch halb so schön ist.«

Weitere Wahlsätze:

✳ »Ich wähle zu wissen, dass mein rauchfreies Leben gesünder und schöner ist.«

✳ »Ich wähle, wieder zu erkennen, dass nur ein rauchfreies Leben echte Lebensqualität bedeutet.«

✳ »Ich wähle, mir bewusst zu machen, dass nur ein rauchfreies Leben wirklich schön ist.«

Andere mögliche Klopfsätze:

⌘ »Mein Glaube, dass ich zunehme, wenn ich aufhöre zu rauchen.«

⌘ »Mein Glaube, dass ich mich mit Zigaretten besser konzentrieren kann.«

Dazu passende Wahlsätze:
- »Ich wähle, gesunde und natürliche Wege zu finden, mein derzeitiges Gewicht auch als Nichtraucher zu halten oder sogar zu reduzieren.«
- »Ich wähle zu wissen, dass das Nichtrauchen mein Selbstbewusstsein stärkt.«
- »Ich wähle zu erkennen, dass ich mit jedem Tag des Nichtrauchens ein potenterer Mann werde.«
- »Ich wähle, dass ich erst als Nichtraucher/in meinen Mann/meine Frau stehe.«
- »Ich wähle zu erkennen, dass ich Geborgenheit nur im Kontakt mit anderen Menschen finden kann.«
- »Ich wähle mir zu gestatten, Geborgenheit bei anderen Menschen zu finden.«

Nachdem Sie jeden Glaubenssatz, dessen Skalenwert über null lag, sowie die Wahlsätze beklopft haben, schätzen Sie bitte ein, welchen Wahrheitsgehalt der Glaubenssatz jetzt noch für Sie hat.

Falls ein Glaubenssatz tatsächlich nicht auf null gehen sollte, was in unserer Praxis noch nie vorgekommen ist, verfahren Sie mit ihm, wie im Kapitel »Energetische Fehlschaltung – der innere Schweinehund« beschrieben. Wenden Sie alle Korrektursätze zur Energetischen Fehlschaltung auf ihren hartnäckigen Glaubenssatz an oder eben die, die Sie besonders ansprechen. Lassen Sie uns ein Beispiel anführen:

Ihr Glaubenssatz lautet: »Ich rauche gern.« Jetzt bilden Sie nacheinander die Korrektursätze in Bezug auf diesen Glaubenssatz:
- »Obwohl es *ein Risiko für mich bedeutet*, diesen Glaubenssatz zu verlieren, liebe und akzeptiere ich mich so, wie ich bin.«

- »Obwohl ich es mir *nicht gestatte*, diesen Glaubenssatz zu verlieren, liebe und akzeptiere ich mich so, wie ich bin.«
- »Obwohl es für mich *unmöglich* ist, diesen Glaubenssatz zu verlieren/zu überwinden, liebe und akzeptiere ich mich so, wie ich bin.«
- »Obwohl ich diesen Glaubenssatz *behalten will*, liebe und akzeptiere ich mich so, wie ich bin.«

So verfahren Sie mit allen weiteren Korrektursätzen. Massieren Sie wieder Ihren Heilenden Punkt, sprechen Sie jeden Satz einmal aus. Dann klopfen Sie alle 14 Klopfpunkte mit dem Satz »Mein Glaube, dass ich gerne rauche« (oder: »Ich rauche gern«). Spätestens dann ist der Glaubenssatz Geschichte und Sie können neue Wege gehen.

»Ich gebe das Rauchen jetzt vollständig und für immer auf!«

Der nächste Schritt in ein rauchfreies Leben besteht darin, alle Ängste und Befürchtungen aufzulösen, die auftauchen, wenn Sie sich vorstellen oder beschließen, ein für alle Mal mit dem Rauchen Schluss zu machen und Nichtraucher zu werden.

Selbstverständlich kennen auch Sie alle Vorteile eines rauchfreien Lebens. Doch obwohl diese unbestreitbaren Pluspunkte den meisten Rauchern bewusst sind, führen sie nur bei einer verschwindenden Minderheit zu dauerhaftem Erfolg. Das liegt ganz einfach daran, dass die befürchteten und erlebten Folgeerscheinungen des Einstiegs in den Ausstieg überwiegen. Viele hält beispielsweise die Aussicht, fünf bis zehn Kilo zuzunehmen, davon ab, mit dem Rauchen aufzuhören. Andere wiederum fürchten, dem Stress des Alltags hilflos ausgeliefert zu sein oder keine Chance mehr zu haben, sich selbst zu »belohnen« beziehungsweise zu trösten.

Solange es Rauchern also nicht gelingt, die Ängste aufzulösen, die bei der Vorstellung, nie wieder zu rauchen, auftreten, wird es extrem schwierig, ein dauerhaft rauchfreies Leben zu etablieren. Und genau hier setzen wir an. Denn mit MET können Sie, wie Sie ja bereits wissen, alle Ängste, Sorgen und Befürchtungen sofort und bleibend auflösen.

Am besten machen Sie sofort einmal die Probe aufs Exempel. Sprechen Sie mehrere Male hintereinander laut den folgenden Satz aus:

»Ich gebe das Rauchen jetzt vollständig und für immer auf.«

Damit können Sie treffsicher überprüfen, ob und wie stark welche Ängste bei Ihnen aktiviert werden, wenn Sie die Perspektive eines dauerhaft rauchfreien Lebens ins Auge fassen. Nehmen Sie genau wahr, welche Gefühle hochkommen, sobald Sie diesen Satz aussprechen. Das Ziel besteht darin, dass Sie ihn zu hundert Prozent unterschreiben könnten.

Anfänglich werden die hochkommenden Ängste, Befürchtungen und Zweifel mit einiger Sicherheit dafür sorgen, dass dieser Satz nur zu fünfzig oder siebzig Prozent Ausdruck Ihrer inneren Wahrheit ist.

Doch genau um diese Ängste geht es ja in diesem Kapitel.

Mit MET lösen Sie sie so auf, dass Sie den Satz völlig unbelastet von jeglicher Befürchtung aussprechen können und danach alle Ihre Skalenwerte der Angstliste auf null sind.

Je mehr Ängste Sie gelöst haben, umso leichter und angenehmer wird die Vorstellung, das Rauchen für immer aufzugeben. Die allergrößten Chancen, Nichtraucher zu werden, haben Sie, wenn Sie den genannten Satz ohne Wenn und Aber und ohne den geringsten emotionalen Widerstand aussprechen können. Denn dann lassen Sie sich keinerlei Hintertürchen mehr offen, doch irgendwann einmal wieder mit dem Rauchen anzufangen.

Von daher unsere Empfehlung: Seien Sie ehrlich zu sich selbst! Achten Sie auf alle möglichen Einwände, die Ihr Unterbewusstsein gegen diesen Satz vorbringt, und nehmen Sie sie ernst.

Nichts ist so mächtig wie unsere Ängste

Von dem österreichischen Schriftsteller Franz Werfel (1890–1945) stammt die Äußerung »Kein Unglück ist in Wirklichkeit so groß wie unsere Angst.« Das ist auch so ein Satz, den wir hundertprozentig unterschreiben können. Er erklärt punktgenau, warum wir gerade auf die Auflösung Ihrer Ängste so viel Wert legen. Denn nichts hat eine dermaßen große Macht über uns wie die Angst.

Es scheint ein Naturgesetz zu sein: Ängste ziehen immer genau das an, wovor wir Angst haben. Wer vor etwas Angst hat, ist ständig mit der Situation beschäftigt, vor der er sich so sehr fürchtet. Er konzentriert sich darauf, gibt ihr gedanklich Nahrung und erreicht somit letztlich, dass eintritt, wovor er Angst hat. Das ist der Teufelskreis der Angst. Er wirkt wie eine sich selbst erfüllende Prophezeiung.

Wenn das eintritt, was man am meisten befürchtet, neigt man fälschlich dazu, sich bestätigt zu fühlen: Siehst du, ich hab's ja gleich gesagt. In Wirklichkeit ist es genau umgekehrt. Angst hat unwiderstehlich magnetische Wirkung, zieht die Objekte unserer Ängste wie magisch an. Sind sie weg, ist das schon gut die halbe Miete, salopp ausgedrückt.

Insofern schauen wir doch mal, von welchen Ängsten Sie geplagt werden, wenn Sie daran denken, endgültig mit dem Rauchen aufzuhören.

Beschäftigen Sie sich intensiv mit der Frage, welche negativen Auswirkungen es haben könnte, wenn Sie von nun an keine Zigarette mehr anrühren. Diese Frage führt Sie unweigerlich zu den Ängsten, die bisher verhindert haben, dass Sie mit dem Rauchen aufhören, oder bewirkten, dass Sie wieder angefangen haben.

Mögliche Ängste bei der Vorstellung, das Rauchen vollständig und für immer aufzugeben

Auf der Basis unserer Arbeit mit (Ex)Rauchern haben wir eine Liste der Ängste erarbeitet, die am häufigsten auftreten. Bitte sprechen Sie den Satz **»Ich gebe das Rauchen jetzt vollständig und für immer auf«** noch einmal aus und schätzen Sie auf der Null-bis-zehn-Skala ein, ob und welche Ängste in welchem Maße auf Sie einstürzen (0 = keine Angst; 10 = höchste Angst). Kreuzen Sie jede Angst an, die sich bei Ihnen regt, und notieren Sie sich den Wert, den sie auf Ihrer Skala hat.

Angst	**Skalenwert**
Meine Angst, zuzunehmen.	
Meine Angst, dann mehr Süßigkeiten zu naschen.	
Meine Angst, dann mehr zu essen.	
Meine Angst, dann mehr Alkohol zu trinken.	
Meine Angst, eine andere Sucht zu entwickeln.	
Meine Angst, auf eine andere Substanz umzusteigen.	
Meine Angst, es nicht zu schaffen.	
Meine Angst, wieder einmal zu versagen.	
Meine Angst, wieder anzufangen.	

Angst	**Skalenwert**
Meine Angst, von Freunden wieder animiert zu werden.	
Meine Angst, verführt zu werden.	
Meine Angst, von meinen Kollegen/Skatbrüdern/Stammtischschwestern verführt zu werden.	
Meine Angst, kein Kommunikationsmittel mehr zu haben.	
Meine Angst, wieder rückfällig zu werden.	
Meine Angst, nicht genügend Willenskraft zu haben, um mit dem Rauchen aufzuhören.	
Meine Angst, ohne Zigaretten nur ein Nervenbündel zu sein.	
Meine Angst vor den Entzugserscheinungen.	
Meine Angst vor der Reaktion meiner Umgebung.	
Meine Angst, mich zu blamieren, wenn ich wieder rückfällig werde.	
Meine Angst, dass die anderen mitkriegen, dass ich mit dem Rauchen aufhören will.	
Meine Angst, dass meine Freunde dumme Sprüche machen.	
Meine Angst, dass mein Partner/meine Partnerin mich nicht unterstützt.	
Meine Angst, dass der Partner weiterraucht.	
Meine Angst, von anderen ausgelacht zu werden.	

Angst	**Skalenwert**
Meine Angst, meine Freunde zu verlieren.	
Meine Angst, nicht zu wissen, was ich dann mit meinen Händen machen soll.	
Meine Angst, mir dann keine Auszeit mehr nehmen zu können.	
Meine Angst, dann für meine Umgebung/ Familie unbequem zu werden.	
Meine Angst, aggressiv auf meine Umgebung/ Familie zu reagieren.	
Meine Angst vor den Gefühlen, die bei mir auftauchen können.	
Meine Angst, ohne Zigarette verletzlich zu sein.	
Meine Angst, dass ich nicht weiß, wie ich dann mit meinem Ärger umgehen soll.	
Meine Angst vor dem Ärger, der dann in mir hochkommt.	
Meine Angst, ein Scheusal zu werden.	
Meine Angst, dass sich der in mir aufgestaute Ärger dann unkontrolliert entlädt.	
Meine Angst, dann nicht mehr gegen meinen Vater rebellieren zu können.	
Meine Angst, meine letzte Bastion an Rebellion gegen die Gesellschaft zu verlieren.	
Meine Angst, dass ich dann nicht mehr weiß, wie ich mich gegen meine Eltern auflehnen soll.	
Meine Angst, dann keine Möglichkeit mehr zu haben, gegen meine Eltern zu protestieren.	

Angst	**Skalenwert**
Meine Angst, dann keinen Joint mehr rauchen zu können.	
Meine Angst, meine Individualität zu verlieren.	
Meine Angst, mit der Zigarette einen lieb gewonnenen Freund zu verlieren.	
Meine Angst, mich von einem guten Freund verabschieden zu müssen.	
Meine Angst, dass mir dann was fehlen wird.	
Meine Angst vor dem Verlust.	
Meine Angst, dass mir der Zigarettenqualm fehlen wird.	
Meine Angst, dass mir das Geräusch des Anzündens einer Zigarette fehlen wird.	
Meine Angst, dass mir das Ritual des Rauchens fehlen wird.	
Meine Angst, dass mir dann ein Stück Lebensqualität fehlen wird.	
Meine Angst vor dem Abschied.	
Meine Angst vor dem Verlust des Genusses.	
Meine Angst, dass mir das Nikotin fehlen wird.	
Meine Angst, dann ständig an Zigaretten denken zu müssen.	
Meine Angst, mich dann nicht mehr konzentrieren zu können.	

Angst	Skalenwert
Meine Angst, keine Möglichkeit mehr zu haben, mich zu entspannen.	
Meine Angst, dass es mir dann manchmal noch langweiliger wird als jetzt schon.	
Meine Angst, dann mit Stress nicht mehr so gut umgehen zu können.	
Meine Angst, dass meine Arbeit darunter leiden wird.	
Meine Angst, dass mir der Genuss fehlen wird.	
Meine Angst, dass mir ein Stück Geborgenheit verloren geht.	
Meine Angst, den Halt zu verlieren.	
Meine Angst, mich festzulegen.	
Meine Angst, meine Freiheit zu verlieren.	
Meine Angst vor der Endgültigkeit.	
Meine Angst vor der Leere.	
Meine Angst vor Selbstverantwortung.	
Meine Angst vor Veränderung.	
Meine Angst vor dem Unbekannten.	
Meine Angst, dass sich meine Beziehungen dadurch verändern.	

Angst	Skalenwert
Meine Angst, die Kontrolle über mein Verlangen zu verlieren.	
Meine Angst, Verdauungsschwierigkeiten zu bekommen.	
Meine Angst, dann in bestimmten Situationen unsicher zu sein.	
Meine Angst, dass meine Ängste stärker werden.	
Meine Angst, meine Identität als Raucher aufzugeben.	
Meine Angst, im Leben dann keinen Sinn mehr zu sehen.	
Meine Angst, dann keine Freude mehr zu haben.	
Meine Angst vor dem neuen Leben als Nichtraucher.	
Meine Angst, keinen Ersatz für die Zigarette zu finden.	
Meine Angst, den ersten Tag nicht zu überstehen.	
Meine Angst, militanter Nichtraucher zu werden.	
Meine Angst, dann kein Ventil mehr zu haben.	
Meine Angst, mich dann nicht mehr ablenken zu können.	
Meine Angst, mich dann unvollständig zu fühlen.	
Meine Angst, dass mir die Zigarette zwischen den Lippen fehlen wird.	

Angst	Skalenwert
Meine Angst, dass mir die Berührung der Zigarette fehlen wird.	
Meine Angst, dass mir das Drehen der Zigarette fehlen wird.	
Meine Angst, dass mir das Ritual des Anzündens fehlen wird.	
Meine Angst, dass mir eine Zigarette angeboten wird und ich nicht ablehnen kann.	
Meine Angst, mein Image zu verlieren.	
Meine Angst, ein Trösterchen zu verlieren.	
Meine Angst, etwas zu verlieren, was mir Freude macht.	
Meine Angst, keine Inspiration mehr zu haben.	
Meine Angst, mich nicht mehr belohnen zu können.	
Meine Angst, dass mir die Gute-Nacht-Zigarette fehlt.	
Meine Angst, dass mir die Zigarette »danach« fehlt.	
Meine Angst, dass mich dann keiner mehr liebt.	

Wenn Sie eine bestimmte Form der Angst empfinden, die in dieser Liste nicht aufgeführt ist, schreiben Sie diese bitte auf und bewerten sie ebenfalls auf der Skala von null bis zehn.

Und dann fangen Sie an, alle mit höher als null bewerteten Ängste nach dem bekannten Schema zu beklopfen und dadurch aufzulösen. Beginnen Sie mit den Ängsten, die Sie am höchsten bewertet haben.

So werden Sie Ihre Ängste los

An einem Beispiel möchten wir Ihnen erläutern, wie Sie vorgehen. Angenommen, Ihre größte Angst sei, dass Sie den ersten rauchfreien Tag nicht überstehen.

Dann lautet Ihr Berichtigungssatz:

◉ »Obwohl ich Angst habe, den ersten rauchfreien Tag nicht zu überstehen, liebe und akzeptiere ich mich so, wie ich bin.«

Und entsprechend heißt Ihr Klopfsatz:

⁜ »Meine Angst, den ersten rauchfreien Tag nicht zu überstehen.«

Sollte nach der ersten Klopfrunde noch ein Rest Angst vorhanden sein, machen Sie die Handrückenserie.

Sollte danach immer noch ein Rest vorhanden sein, reiben Sie wieder den Heilenden Punkt oder klopfen den Handkantenpunkt mit dem Berichtigungssatz »Obwohl ich noch etwas Angst habe, den ersten rauchfreien Tag nicht zu überstehen, liebe und akzeptiere ich mich so, wie ich bin.« Dann klopfen Sie den Rest der Runde mit dem Satz »Meine restliche Angst, den ersten Tag nicht zu überstehen«.

Nach diesem Muster verfahren Sie jetzt weiter mit allen weiteren noch verbliebenen Ängsten aus Ihrer Liste, bis Sie keinerlei Angst mehr haben und den Satz

»Ich gebe das Rauchen jetzt vollständig und für immer auf«

aus dem Brustton der Überzeugung und voller Freude aussprechen können.

Achten Sie in der Folge unbedingt darauf, ob sich weitere Ängste in Bezug auf ein rauchfreies Leben einstellen, die Ihnen bisher nicht bewusst waren. Lösen Sie diese nach dem bewährten Muster mit MET auf.

Ein Ergebnis Ihres bisherigen Klopfens kann sein, dass Ihnen an dieser Stelle bewusst wird, dass Sie mit dem Rauchen im Moment gar nicht aufhören wollen. Das ist in Ordnung und sollte von Ihnen auch so respektiert werden. Es bedeutet einfach, dass das Rauchen derzeit noch ein wichtiger Bestandteil Ihres Lebens und die Zeit für eine Entwöhnung noch nicht gekommen ist. In diesem Fall können Sie unser Buch jetzt einfach aus Neugier weiterlesen oder warten, bis Sie den Impuls haben, es noch einmal zu versuchen.

Immer noch Verlangen?

Verspüren Sie jetzt immer noch große Lust, eine Zigarette zu rauchen?

Nein, kein Verlangen mehr? Prima!

Unserer Erfahrung nach stellt sich bei vielen Rauchern bereits an dieser Stelle ein so großer Widerwillen gegen Zigaretten ein, dass sie nicht einmal mehr eine Schachtel in die Hand nehmen wollen. Das ist wunderbar, bedeutet es doch, dass ihr System wieder in seinem natürlichen Gleichgewicht ist und entsprechend gesund auf die Zigarette reagiert, nämlich mit Ekel und Abneigung.

Sollten Sie trotzdem noch ein leichtes Verlangen haben,

ist das auch nicht schlimm. Beklopfen Sie es einfach, bis es auf null ist.

Bei Bedarf können Sie jetzt den Schwierigkeitsgrad steigern und eine Zigarette aus dem Päckchen nehmen. Halten Sie sich den Glimmstängel unter die Nase und finden Sie heraus, ob das Riechen daran Verlangen auslöst. Sollte dies nicht der Fall sein, ist es ganz großartig. Kommt noch ein bisschen Verlangen auf, dann – ja, Sie ahnen es schon – beklopfen Sie es.

Sie können natürlich noch eins draufsetzen: Nehmen Sie einen trockenen Zug an der Zigarette. Was geschieht? Bekommen Sie Lust, sie anzuzünden? Falls ja, beklopfen Sie wiederum dieses Verlangen, bis es auf null ist.

Und damit haben Sie bereits den allerwichtigsten Schritt in Ihre rauchfreie Zukunft geschafft.

Genießen Sie es und freuen Sie sich auf Ihre neue Freiheit.

Sie waren Raucher – na und?

Falls Sie es vergessen haben sollten: Jeder Raucher kam einmal als Nichtraucher auf die Welt. Rauchfreiheit ist Ihre natürliche Identität.

Um nun, nach einer eventuell sehr langen Zeit, wieder auf Dauer ein Leben ohne blauen Dunst etablieren zu können, ist es erforderlich, alle Emotionen, die sich mit Ihrer Vergangenheit als Raucher verbinden, mit MET aufzulösen, also etwa Schuld- und Schamgefühle, Resignation, Trauer, Selbstvorwürfe, Ärger/Wut, Verachtung oder Selbsthass.

Wenn Sie darauf verzichten, könnten genau diese nicht aufgelösten Gefühle den idealen Nährboden für einen Rückfall bereiten. Denn wie Sie wissen, diente Ihnen das Rauchen ja dazu, Gefühle zu unterdrücken beziehungsweise sie nicht spüren zu müssen. Wenn Ihnen diese jetzt bezüglich Ihrer Vergangenheit ins Bewusstsein rücken, aber nicht aufgelöst werden, ist der Griff zur Zigarette programmiert.

Bevor wir uns den ersten Stationen Ihrer Raucherkarriere widmen, lassen Sie uns einen wichtigen Aspekt in der Aufarbeitung Ihrer Rauchervergangenheit näher beleuchten, nämlich den der Vergebung.

»Ich vergebe mir«

Wir alle haben früher einmal Dinge angestellt, die wir heute nicht mehr gutheißen und daher anders machen würden.

Das Problem ist nur: Die meisten von uns belegen bestimmte Aspekte ihrer Vergangenheit mit Selbstvorwürfen. Wir empfinden Schuldgefühle und haben ein schlechtes Gewissen.

Für die Gesundheit, vor allem aber für Ihre Zukunft als Nichtraucher ist das natürlich Gift. Denn neben der Angst sind gerade Schuldgefühle und Konsorten besonders dazu angetan, einem den Wind aus den Segeln zu nehmen und die Lebensfreude zu rauben.

Mit MET steht uns nun glücklicherweise ein Instrument zur Verfügung, das uns erlaubt, Frieden mit der Vergangenheit zu schließen, indem wir uns alles vergeben, was wir uns übel nehmen, um unbelastet neu anfangen zu können.

In Bezug auf Ihre Vergangenheit als Raucher ist dieser Schritt – energetisch reinen Tisch zu machen – besonders wichtig. Denn solange Sie sich, aber auch anderen nicht vergeben haben, herrscht sozusagen Unfrieden im System. Und diese innere Disharmonie beschleunigt den Griff zur Zigarette. Doch so weit muss es nicht kommen. Bleiben Sie bei uns. Lesen Sie weiter.

Denn zunächst werden wir uns der Tatsache zuwenden, dass Sie überhaupt angefangen haben zu rauchen. Spüren Sie, welche Gefühle dies *jetzt* noch bei Ihnen auslöst. Ärger, Trauer, Schuld- oder Schamgefühle vielleicht? Was es auch sein mag, tun Sie etwas. Beklopfen Sie es. Am besten sofort.

Ärger

◎ Berichtigungssatz: »Obwohl ich mich heute noch ärgere, dass ich angefangen habe zu rauchen, liebe und akzeptiere ich mich so, wie ich bin.«

⌘ Klopfsatz: »Mein Ärger, dass ich damals überhaupt angefangen habe zu rauchen.«

Schuldgefühle

◎ Berichtigungssatz: »Obwohl ich Schuldgefühle habe, dass ich angefangen habe zu rauchen, liebe und akzeptiere ich mich so, wie ich bin.«

⌘ Klopfsatz: »Meine Schuldgefühle, dass ich damals überhaupt angefangen habe zu rauchen.«

Scham

◎ Berichtigungssatz: »Obwohl ich mich schäme, dass ich angefangen habe zu rauchen, liebe und akzeptiere ich mich so, wie ich bin.«

⌘ Klopfsatz: »Meine Scham, dass ich damals überhaupt angefangen habe zu rauchen.«

Trauer

◎ Berichtigungssatz: »Obwohl ich traurig bin, dass ich angefangen habe zu rauchen, liebe und akzeptiere ich mich so, wie ich bin.«

⌘ Klopfsatz: »Meine Trauer, dass ich damals überhaupt angefangen habe zu rauchen.«

Nachdem Sie alle belastenden Gefühle aufgelöst haben, die damit zusammenhängen, dass Sie einmal angefangen haben zu rauchen, können Sie jetzt die Vergebung einbauen:

☺ Berichtigungssatz: »Obwohl ich damals angefangen habe zu rauchen, liebe und akzeptiere ich mich so, wie ich bin, *und vergebe mir alles, was ich dazu beigetragen habe, und vergebe auch allen anderen das, was sie dazu beigetragen haben.*« Während Sie diesen Satz dreimal laut aussprechen, massieren Sie Ihren Heilenden Punkt oder beklopfen sich den Handkantenpunkt.
⌘ Klopfsatz: »Ich vergebe mir und anderen, dass ich damals mit dem Rauchen angefangen habe.«

Generell gilt, dass Sie Vergebungssätze immer erst in Ihre MET-Behandlung einbauen können, nachdem Sie alle belastenden Emotionen, wie Ärger, Wut, Trauer, Schuldgefühle und dergleichen, aufgelöst haben. Solange noch irgendein störendes Gefühl besteht, werden Sie den Vergebungssatz nicht mit echter innerer Überzeugung aussprechen können und auch nicht klopfen können. Und dann wirkt er nicht.

Ihr erstes Mal

Erinnern Sie sich noch an die Umstände, unter denen Sie Ihre erste Zigarette geraucht haben? Aller Wahrscheinlichkeit nach waren Sie blutjung und es ging um Dinge wie:

- Neugier
- Gruppendruck
- Rebellion gegen Autoritäten (Eltern, Vorgesetzte, Lehrer)
- Rebellion gegen die Gesellschaft als solche
- Sie wollten gern erwachsen wirken
- Sie wollten Ihr Selbstgefühl aufpolieren
- Sie wollten cool sein

- Sie nahmen sich ein Beispiel an den Eltern, die rauchten
- Angabe
- Sie wollten bei den Mädchen (oder Jungs) besser ankommen.

Das alles könnten Gründe gewesen sein, mal eine Zigarette auszuprobieren. Und wenn Sie dann die Erfahrung gemacht haben, dass das Rauchen unangenehme Gefühle zurückdrängt, blieb es nicht bei dieser einen.

Vielleicht hat Ihnen die erste Zigarette, aus reiner Neugier angesteckt, aber auch gar nicht geschmeckt und Sie haben lange keine mehr angerührt. Doch dann kamen Sie Jahre später in eine Lebenssituation, die Sie sehr belastete, dachten sich »... da war doch was ...« und haben »richtig« angefangen. Dann haben Sie Ihre Raucherkarriere gleich zweimal gestartet. In diesem Fall können und müssen Sie beide Situationen beklopfen.

Versuchen Sie sich jetzt die Situation, in der Sie Ihre erste Zigarette angezündet haben, so plastisch wie möglich vor Augen zu führen.

Die Eltern als Vorbild

Vielleicht haben auch Ihre Eltern schon geraucht. Dann haben Sie als Kind unbewusst sogar auch mitbekommen, *warum* sie es taten.

Für Kinder sind Eltern Vorbilder. Früher oder später übernehmen sie ihr Verhalten. Als Junge oder Mädchen haben Sie genau wahrgenommen, wann Vater und/oder Mutter zur Zigarette gegriffen haben: wenn sie gestresst waren, Traurigkeit empfanden, in Gesellschaft, wenn sie sauer waren, sich entspannen, ihre Wut unterdrücken oder sich konzentrierten wollten. Womöglich haben Sie, was nicht verwunderlich wäre, das Verhalten der Eltern einfach imitiert.

Und vielleicht haben Sie auch mitbekommen, dass Ihre Mutter versucht hat, allen Ärger auf ihren Mann buchstäblich in Rauch aufzulösen, und dass sie nach der Zigarette ruhiger war. Oder Sie haben beobachtet, dass sich Ihr Vater, wenn er abends nach der Arbeit nach Hause kam, zur Entspannung immer erst mal eine angesteckt hat. Für Kinder ein weites Feld, sich etwas abzuschauen. Und da hilft es auch nicht, wenn die Eltern immer wieder vor der Schädlichkeit des Rauchens warnen. Vorgelebte Beispiele wiegen schwerer als verbale Vorhaltungen.

Vielleicht wurde Ihr Opa auch kerngesunde Neunundachtzig und hat sein Leben lang täglich eine Schachtel geraucht.

Wie dem auch sei. Irgendwann in Ihrem jungen Leben kam dann einmal der Tag, an dem Sie das brauchten, wofür die Zigarette steht, wie Sie im Elternhaus erfahren haben – Trost vielleicht, Beruhigung oder eine kleine Belohnung. Und seither rauchen Sie eben.

Anhand dieser Beispiele sollte Ihnen deutlich geworden sein, warum es so wichtig ist, sich solcher alten Strukturen bewusst zu werden und sie mit MET aufzulösen. Ach ja, die zu diesen Situationen passenden Sätze lauten natürlich:

◉ Berichtigungssatz: »Obwohl ich von meinen Eltern gelernt habe, dass man mit Zigaretten seine Gefühle regulieren kann, liebe und akzeptiere ich mich so, wie ich bin.«
⌘ Klopfsatz: »Ich habe von meinen Eltern gelernt, meine Gefühle mit Zigaretten zu regulieren.«

Belastungen aus der Kindheit
Angenommen, Ihre Eltern hätten sich häufig gestritten, als Sie noch ein Kind oder Jugendlicher waren. Natürlich haben Sie darunter gelitten. Und Sie hatten auch Angst, Mutter und Vater könnten sich trennen. Vielleicht kam es eines Tages dann tatsächlich zur Scheidung. Nun braucht man kein Psychologe zu sein, um zu wissen, dass das für junge Menschen eine extrem belastende oder auch traumatische Erfahrung ist. Vielleicht haben Sie aus diesem Grund angefangen zu rauchen? Sahen Sie keinen anderen Weg, mit den Gefühlen, die durch die Scheidung der Eltern ausgelöst wurden, klarzukommen? In diesem Fall gehen Sie wie folgt vor:

1. Schritt: Beklopfen der damaligen Situation
◎ Berichtigungssatz: »Obwohl ich damals angefangen habe zu rauchen, als meine Eltern sich getrennt haben, liebe und akzeptiere ich mich so, wie ich bin.«
⌘ Klopfsatz: »Ich habe damals angefangen zu rauchen, als meine Eltern sich getrennt haben.« Danach Handrückenserie und gegebenenfalls Restrunde.

2. Schritt: Beklopfen der damaligen Gefühle
⌘ Klopfsatz: »Meine damalige *Traurigkeit*, als sich meine Eltern getrennt haben.« Danach Handrückenserie und gegebenenfalls Restrunde.
⌘ Klopfsatz: »Meine damalige *Angst*, als sich meine Eltern getrennt haben.« Danach Handrückenserie und gegebenenfalls Restrunde.
⌘ Klopfsatz: »Meine damalige *Angst* vor dem, was passiert, wenn mein Vater/meine Mutter auszieht.« Danach Handrückenserie und gegebenenfalls Restrunde.

- Klopfsatz: »Meine damalige *Verzweiflung* über die Trennung meiner Eltern.« Danach Handrückenserie und gegebenenfalls Restrunde.
- Klopfsatz: »Meine damalige *Wut*, dass sich meine Eltern getrennt haben.« Danach Handrückenserie und gegebenenfalls Restrunde.
- Klopfsatz: »Mein damaliges *Schuldgefühl*, dass meine Eltern sich damals getrennt haben.« Danach Handrückenserie und gegebenenfalls Restrunde.
- Klopfsatz: »Meine damalige *Scham*, dass ich ein Scheidungskind bin.« Danach Handrückenserie und gegebenenfalls Restrunde.

All diese Gefühle beklopfen Sie so, als wären sie damals tatsächlich vorhanden gewesen. Möglicherweise war das gar nicht der Fall. Das macht aber nichts. Es kann jedoch auch sein, dass sie zwar da, Ihnen jedoch nicht bewusst waren. Wenn dem so sein sollte, können diese Emotionen durch das Klopfen wiederbelebt werden, und das ist auch gut so.

Klopfen Sie so lange, bis das damalige Erlebnis mit keinerlei belastenden Empfindungen mehr verbunden ist. Danach werden Sie von einer emotionalen Bürde befreit sein, die mit großer Wahrscheinlichkeit mit dazu beigetragen hat, dass Sie immer wieder zur Zigarette gegriffen haben.

Nachdem Sie jetzt alle belastenden Gefühle in Bezug auf die ursprüngliche Situation aufgelöst haben, folgt jetzt die Vergebungssequenz:

- »Obwohl ich damals angefangen habe zu rauchen, als meine Eltern sich getrennt haben, liebe und akzeptiere ich mich so, wie ich bin, *und vergebe mir alles, was ich dazu beigetragen habe, aber ich konnte damals nicht anders handeln.*«

Andere mögliche Auslöser

Am Beispiel des Elternhauses haben wir nun ziemlich ausführlich erläutert, wie Sie mit der Initialzündung Ihrer Raucherkarriere umgehen. Doch möglicherweise sind Sie zu Hause auch rauchfrei aufgewachsen, die Ehe Ihrer Eltern war glücklich – und Sie haben trotzdem angefangen zu rauchen. Dann gab es andere Auslöser – einige davon wurden schon erwähnt –, aber auch diese lassen sich beklopfen. Zum Beispiel wie folgt:

Neugier

◎ Berichtigungssatz: »Obwohl ich damals aus Neugier angefangen habe zu rauchen, liebe und akzeptiere ich mich so, wie ich bin.«

⌘ Klopfsatz: »Ich habe damals aus Neugier angefangen zu rauchen.«

Gruppendruck

◎ Berichtigungssatz: »Obwohl ich damals geraucht habe, weil ich nicht nein sagen konnte, liebe und akzeptiere ich mich so, wie ich bin.«

⌘ Klopfsatz: »Ich habe damals geraucht, weil ich nicht nein sagen konnte.«

Rebellion gegen Autoritäten

◎ Berichtigungssatz: »Obwohl ich damals angefangen habe zu rauchen, um gegen meinen Vater (meine Mutter,

meine Eltern, Lehrer oder dgl.) zu rebellieren/aufzubegehren, liebe und akzeptiere ich mich so, wie ich bin.«
⌘ Klopfsatz: »Ich habe damals angefangen zu rauchen, um gegen meinen Vater (meine Mutter, meine Eltern, Lehrer oder dgl.) zu rebellieren/aufzubegehren.«

Rebellion gegen die Gesellschaft als solche

◎ Berichtigungssatz:»Obwohl ich damals angefangen habe zu rauchen, um gegen die Gesellschaft zu rebellieren/aufzubegehren, liebe und akzeptiere ich mich so, wie ich bin.«
⌘ Klopfsatz: »Ich habe damals angefangen zu rauchen, um gegen die Gesellschaft zu rebellieren/aufzubegehren.«

Sie wollten gern erwachsen wirken

◎ Berichtigungssatz: »Obwohl ich damals angefangen habe zu rauchen, um erwachsen zu wirken, liebe und akzeptiere ich mich so, wie ich bin.«
⌘ Klopfsatz: »Ich habe damals angefangen zu rauchen, um erwachsen zu wirken.«

Sie wollten Ihr Selbstwertgefühl aufpolieren

◎ Berichtigungssatz: »Obwohl ich damals angefangen habe zu rauchen, um meine Unsicherheit zu überspielen, liebe und akzeptiere ich mich so, wie ich bin.«
⌘ Klopfsatz: »Ich habe damals angefangen zu rauchen, um meine Unsicherheit zu überspielen.«

Sie wollten cool sein

◎ Berichtigungssatz: »Obwohl ich damals angefangen habe zu rauchen, um cool zu sein, liebe und akzeptiere ich mich so, wie ich bin.«

⌘ Klopfsatz: »Ich habe damals angefangen zu rauchen, um cool zu sein.«

Angabe

◎ Berichtigungssatz: »Obwohl ich damals angefangen habe zu rauchen, um anzugeben, liebe und akzeptiere ich mich so, wie ich bin.«

⌘ Klopfsatz: »Ich habe damals angefangen zu rauchen, um anzugeben.«

Sie wollten besser bei den Mädchen (oder Jungs) ankommen

◎ Berichtigungssatz: »Obwohl ich damals angefangen habe zu rauchen, um bei den Mädchen (oder Jungs) besser anzukommen, liebe und akzeptiere ich mich so, wie ich bin.«

⌘ Klopfsatz: »Ich habe damals angefangen zu rauchen, um bei den Mädchen (oder Jungs) besser anzukommen.«

Ermitteln Sie die Gründe, die bei Ihnen persönlich dazu geführt haben, die erste Zigarette zu rauchen. Schreiben Sie sie auf und lösen Sie die emotionale Verbindung, die dazu heute noch besteht, genau so auf, wie wir es gerade beschrieben haben.

Gegebenenfalls können Sie nach jeder Klopfrunde die Handrückenserie anschließen. Ebenfalls können Sie nach jeder dieser auslösenden Situationen den Vergebungssatz, wie oben beschrieben, einfügen.

Ihre Raucherkarriere

Nachdem Sie jetzt erfolgreich die Situation beklopft haben, in der Sie angefangen haben, geht es im Folgenden um den weiteren Verlauf Ihrer Raucherkarriere und die Gefühle, die damit verbunden sind. Einige von ihnen werden Ihnen wahrscheinlich erst (wieder) bewusst, während Sie dieses Kapitel lesen.

Wir unterscheiden drei Themen:

- Ihre Zeit als Raucher
- Versuche aufzuhören und
- Rückfälle nach längerer Abstinenz

»Ich war Raucher«

Unserer Erfahrung nach sind mit der Lebenszeit, die Sie als Raucher verbracht haben, Gefühle verbunden, die Sie auch heute noch belasten. Wir gehen sie jetzt einzeln durch. Lesen Sie die folgenden Punkte und schätzen Sie auf der Skala von null bis zehn bitte Satz für Satz ein, in welchem Maße er auf Sie zutrifft.

Schuldgefühle

- »Ich habe Schuldgefühle, dass ich so lange geraucht habe.«
- »Meine Schuldgefühle, dass ich meinem Körper durch die vielen Zigaretten so lange Schaden zugefügt habe.«
- »Meine Schuldgefühle, dass ich meinen Kindern so ein schlechtes Vorbild war.«
- »Meine Schuldgefühle, dass ich durch das Rauchen meinen Kindern Schaden zugefügt habe.«
- »Meine Schuldgefühle, dass ich im Auto geraucht habe, wenn die Kinder dabei waren.«

- »Meine Schuldgefühle, dass ich meine Kinder vergiftet habe.«
- »Meine Schuldgefühle, dass ich meinen Körper vergiftet habe.«
- »Meine Schuldgefühle, dass ich die Umwelt durch mein Rauchen verpestet habe.«
- »Meine Schuldgefühle, dass mein Rauchen Spätfolgen hatte, die jetzt von der Versichertengemeinschaft bezahlt werden müssen.«
- »Meine Schuldgefühle, dass ich meine Lunge so geschädigt habe.«
- »Meine Schuldgefühle, mit dem Rauchen so viel Geld verjubelt zu haben, das meiner Familie gutgetan hätte.«

Ärger

- »Mein Ärger, dass ich so lange Jahre geraucht habe.«
- »Mein Ärger, dass ich mir lange Zeit körperlichen Schaden zugefügt habe.«
- »Mein Ärger, dass ich mit dem Rauchen so viel Geld verballert habe.«
- »Mein Ärger, dass ich dadurch körperliche Schäden erlitten habe.«
- »Mein Ärger, dass ich so schwach war und weitergeraucht habe.«
- »Mein Ärger, dass ich mich habe verführen lassen.«
- »Mein Ärger über meine damalige Naivität.«

Trauer

- »Meine Trauer, dass ich so lange geraucht habe.«
- »Meine Trauer, dass ich meinem Körper durch das Rauchen so lange Jahre Schaden zugefügt habe.«

- »Meine Trauer, dass ich meinen Kindern so ein schlechtes Vorbild war.«
- »Meine Trauer, dass ich durch mein Rauchen meinen Kindern Schaden zugefügt habe.«
- »Meine Trauer, dass ich im Auto geraucht habe, wenn die Kinder dabei waren.«
- »Meine Trauer, dass ich meine Kinder vergiftet habe.«
- »Meine Trauer, dass ich meinen Körper vergiftet habe.«
- »Meine Trauer, dass ich die Umwelt durch mein Rauchen verpestet habe.«
- »Meine Trauer, dass ich meine Lunge so geschädigt habe.«

Scham/Verachtung

Wie Sie sehen werden, können Sie die Formulierung »Meine Schamgefühle« gern durch »Ich schäme mich« oder »Es ist mir peinlich« ersetzen, wenn sich das für Sie besser anhört.

- »Meine Schamgefühle, dass ich so lange geraucht habe.«
- »Meine Schamgefühle, dass ich meinem Körper durch das Rauchen so lange Jahre Schaden zugefügt habe.«
- »Meine Schamgefühle, dass ich meinen Kindern so ein schlechtes Vorbild war.«
- »Meine Schamgefühle, dass ich durch mein Rauchen meinen Kindern Schaden zugefügt habe.«
- »Es ist mir peinlich, dass ich die Umwelt durch mein Rauchen verpestet habe.«
- »Es ist mir peinlich, dass ich mir durch das Rauchen Spätfolgen zugezogen habe, die jetzt von der Versichertengemeinschaft bezahlt werden müssen.«

- »Meine Scham/Verachtung, dass ich so schwach und es nie geschafft habe, mit dem Rauchen aufzuhören.«
- »Ich schäme mich meiner Sucht.«
- »Meine Verachtung, dass ich so viel/so lange/damals geraucht habe.«

Nachdem Sie alle Gefühle auf der Skala eingeschätzt haben, beklopfen Sie jeden, dessen Wert über null lag. Ein Beispiel:

◎ Berichtigungssatz: »Obwohl ich mich ärgere, dass ich so viele Jahre geraucht habe, liebe und akzeptiere ich mich so, wie ich bin.« Diesen Satz sprechen Sie dreimal aus und massieren sich dabei den Heilenden Punkt oder beklopfen Ihren Handkantenpunkt. Anschließend klopfen Sie die 14 Meridianpunkte mit folgendem
⌘ Klopfsatz: »Mein Ärger (oder: »Ich ärgere mich«), dass ich so viele Jahre geraucht habe.«

Wenn Sie alle belastenden Gefühle in Bezug auf Ihre Raucherzeit aufgelöst haben, können Sie die Vergebungssequenz anschließen.

◎ Berichtigungssatz: »Obwohl ich so viele Jahre geraucht habe, liebe und akzeptiere ich mich so, wie ich bin, und *vergebe mir von ganzem Herzen; aber ich weiß, dass ich damals nicht anders handeln konnte.*«
⌘ Klopfsatz: »*Ich vergebe mir von ganzem Herzen, dass ich so viele Jahre geraucht habe.*«

Wenn Sie diesen Vergebungssatz reibungslos aussprechen können, sind Sie in einem Zustand der Versöhnung mit sich selber.

Nun wenden Sie sich dem zweiten und dritten Thema Ihrer Raucherkarriere zu: Ihren Rückfällen und Abstinenzversuchen.

»Ich habe so oft versucht aufzuhören«

Wie oft haben Sie sich im Laufe Ihres Raucherlebens nicht vorgenommen, nun aber wirklich aufzuhören. Ein beliebter Termin dafür war bestimmt auch bei Ihnen der Silvesterabend. An Neujahr ging noch alles gut. In der ersten Januarwoche vielleicht auch noch. Aber dann ...

Nur diese eine mal. Eine kann doch nicht schaden. Nur heute Abend ... Erst haben Sie eine geschnorrt, und dann konnten Sie die Tage zählen, bis Sie sich wieder die erste Schachtel gekauft haben. Und dann haben Sie weitergeraucht.

Wir wissen, wovon wir reden. Als Raucher – lang, lang ist's her – haben wir das alles auch durchgemacht. Wieder und wieder. All die Hintertürchen, die man sich offenlässt ... Irgendwie gab es immer gute Argumente, wieder anzufangen. Und doch blieb nach jedem vergeblichen Versuch, Nichtraucher zu werden, etwas übrig, ein schaler Nachgeschmack: Ärger, Frust, Resignation oder Trauer, dass es wieder einmal nicht geklappt hatte. Es blieb auch das schlechte Gewissen, dem Körper Schaden zugefügt zu haben. Tief in unserem Inneren wussten wir natürlich auch, dass Rauchen nicht gut und vor allem nicht gesund ist. Kommt Ihnen bekannt vor?

Um auch diesbezüglich aufzuräumen und reinen Tisch zu machen, sollten Sie schauen, ob es im Hinblick auf Ihre vorübergehenden Nichtraucherphasen noch emotionale Reste gibt (mit Sicherheit!), und welche es sind.

Gehen Sie die folgenden Sätze, die wir unter der Überschrift der wichtigsten Emotionen zusammengestellt haben, einzeln durch und schätzen Sie den jeweiligen Wahrheitsgehalt, den sie für Sie haben, auf der Null-bis-zehn-Skala ein. Dann klopfen Sie alle, deren Wert über null liegt.

Schuldgefühle

- »Meine Schuldgefühle, dass ich es nie geschafft habe, mit dem Rauchen aufzuhören.«
- »Meine Schuldgefühle, dass ich einen so schwachen Willen hatte.«
- »Meine Schuldgefühle, dass ich mich immer wieder habe verführen lassen.«
- »Meine Schuldgefühle, dass ich nach so langer Zeit wieder angefangen habe zu rauchen.«
- »Meine Schuldgefühle bezüglich meiner Abhängigkeit.«
- »Meine Schuldgefühle, dass die Sucht stärker war als ich.«

Ärger

- »Mein Ärger, dass ich es nie geschafft habe, mit dem Rauchen aufzuhören.«
- »Mein Ärger, dass ich einen so schwachen Willen hatte.«
- »Mein Ärger, dass mich die anderen nie unterstützt haben.«
- »Mein Ärger, dass ich mich wieder habe verführen lassen.«
- »Mein Ärger, dass ich nach so langer Zeit wieder angefangen habe zu rauchen.«
- »Mein Ärger über die Abhängigkeit.«

- »Mein Ärger, dass die Sucht stärker war als ich.«
- »Mein Ärger auf die damalige Situation/Person, die den Rückfall ausgelöst hat.«

Scham

- »Meine Scham, dass ich es nie geschafft habe, mit dem Rauchen aufzuhören.«
- »Meine Scham, dass ich einen so schwachen Willen hatte.«
- »Meine Scham, dass ich mich wieder habe verführen lassen.«
- »Meine Scham, dass ich nach so langer Zeit wieder angefangen habe zu rauchen.«
- »Meine Scham über die Abhängigkeit.«
- »Meine Scham, dass die Sucht stärker war als ich.«
- »Meine Scham über die vielen Rückfälle.«
- »Meine Scham, versagt zu haben.«

Trauer

- »Meine Trauer, dass ich es nie geschafft habe, mit dem Rauchen aufzuhören.«
- »Meine Trauer, dass ich einen so schwachen Willen hatte.«
- »Meine Trauer, dass ich immer mich wieder habe verführen lassen.«
- »Meine Trauer, dass ich nach so langer Zeit wieder angefangen habe zu rauchen.«
- »Meine Trauer über die Abhängigkeit.«
- »Meine Trauer, dass die Sucht stärker war als ich.«
- »Meine Trauer über die vielen Rückfälle.«
- »Meine Trauer, versagt zu haben.«

Wenn Sie alle Sätze, die auf Sie zutrafen, beklopft haben, bis Sie auf null sind, dürfen Sie die Vergebungssequenz anfügen:

- Berichtigungssatz: »Obwohl ich so oft rückfällig geworden bin, liebe und akzeptiere ich mich so, wie ich bin, und *vergebe mir wirklich alles, was ich dazu beigetragen habe und vergebe auch allen anderen, was sie dazu beigetragen haben.*«
- Klopfsatz: »Ich vergebe mir und allen anderen, dass ich (so oft) rückfällig geworden bin.«

Dieser Vergebungssatz ist natürlich nur ein Beispiel. Sie können, dürfen und sollten ihn je nach Ihrer persönlichen Geschichte so umformulieren, dass er sich für Sie gut anfühlt.

»Da habe ich mich richtig mies gefühlt«

Bisher haben Sie die Emotionen bewertet und beklopft, die Sie möglicherweise *jetzt noch* in Bezug auf die hinter Ihnen liegende Raucherkarriere haben. In diesem Abschnitt wenden wir uns noch einmal unmittelbar der Vergangenheit zu.

Dabei geht es um die Emotionen, die Sie *seinerzeit* hatten, und darum, auch diese mit MET aufzulösen. Um dies tun zu können, ist es nicht nötig, dass Sie diese Gefühle jetzt noch verspüren. Es reicht völlig, dass Sie sich erinnern, sie gehabt zu haben. Denn auch Empfindungen aus der Vergangenheit, die man jetzt nicht mehr spürt, sind in unserem Energiesystem noch vorhanden und können uns, ohne dass wir dessen gewahr sind, beeinträchtigen. Also, klopfen Sie auch die Stolperfallen von früher. Schmeißen Sie die ollen Ladenhüter endlich raus.

- »Meine damalige *Verachtung* für mich, dass ich wieder rückfällig geworden bin.«
- »Mein damaliger *Ärger* auf mich, dass ich es (wieder einmal) nicht geschafft habe, mit dem Rauchen aufzuhören.«
- »Meine damalige *Verzweiflung*, dass ich wieder angefangen habe.«
- »Meine damalige *Verzweiflung*, dass ich nie von den Zigaretten loskommen würde.«
- »Meine damaligen *Selbstvorwürfe*, dass ich es wieder nicht geschafft habe, mit dem Rauchen aufzuhören.«
- »Meine damalige *Resignation*, weil ich wieder rückfällig geworden war.«
- »Meine damalige *Resignation*, weil ich geglaubt habe, es nie zu schaffen.«
- »Meine damalige *Kapitulation* vor der Sucht.«
- »Mein damaliges *Schuldgefühl*, weil ich heimlich geraucht habe.«
- »Meine damalige *Verachtung* gegenüber Nichtrauchern.«
- »Mein damaliger *Neid* auf die Nichtraucher.«
- »Mein damaliger *Selbsthass*, dass ich wieder angefangen hatte.«
- »Mein damaliger *Ärger* über meinen Selbstbetrug.«
- »Meine damalige *Verachtung* über meine Schwäche.«
- »Meine damalige *Angst*, durch das Rauchen krank zu werden.«
- »Meine damalige Angst, meinem Körper durch das Rauchen gesundheitliche Schäden zuzufügen.«
- »Meine damalige *Verachtung* für mich, dass ich jemals geraucht habe.«

»Danke, ich rauche nicht« – Versuchungen und andere Notfälle

Für Raucher gibt es kaum etwas Schöneres als die Zigarette beim, danach oder zum: beim Arbeiten, nach dem Essen, nach dem Sex, zum Kaffee, zum Wein, zur Entspannung. Die Aufzählung all der Situationen, in denen Sie bislang immer geraucht haben, könnte ein ganzes Kapitel füllen, meinen Sie nicht?

Damit Sie in den typischen »Rauchersituationen«, wie wir diese Momente Ihres vergangenen Lebens mangels sprachlicher Alternativen kurz nennen möchten, künftig nicht einknicken und zur Zigarette greifen, ist es unabdingbar, dass Sie sich diese »besonderen« – vielleicht vor allem besonders zahlreichen – Augenblicke bewusst vergegenwärtigen. Denn die emotionalen Verknüpfungen des Rauchens mit bestimmten Aktivitäten bestehen möglicherweise ja nach wie vor. Schließlich waren diese Situationen häufig mit Wohlgefühlen, Entspannung, Gemütlichkeit verbunden und Sie haben schöne, möglicherweise auch sehnsüchtig-wehmütige Erinnerungen daran. Um also zu gewährleisten, dass Sie in derartigen Situationen künftig nicht »schwach« werden, gehen Sie folgendermaßen vor.

Sie werden jetzt gleich eine Aufzählung typischer Rauchersituationen sehen. Diese Liste gilt es aufzuarbeiten. Gehen Sie die angekreuzten Situationen einzeln durch und schätzen Sie ein, wie hoch Ihr Verlangen im Moment ist, in der skizzierten Situation zu rauchen. Da Sie gegenwärtig ja nicht in dieser Situation sind, müssen Sie sie sich vorstellen. Und das geht so:

Angenommen, Sie haben »Zu einem guten Glas Wein« angekreuzt. Dann schließen Sie jetzt die Augen und malen sich aus, wie Sie, vielleicht gemütlich im netten Kreis von Freunden, bei einem schönen Weinchen sitzen. Lassen Sie diese Situation vor Ihrem geistigen Auge lebendige Gestalt annehmen. Stellen Sie sich vor, wie Sie das Glas zur Hand nehmen, sich den Wein schmecken lassen. Vielleicht sagt auch jemand etwas Lobendes über den Tropfen. Lassen Sie sich das Wasser im Mund zusammenlaufen. Und dann schätzen Sie ein, wie stark Ihr Verlangen ist, in dieser Situation eine Zigarette zu rauchen. Dann beklopfen Sie dieses Verlangen nach dem bekannten Schema.

◉ Berichtigungssatz: »Obwohl ich das Verlangen habe, zu einem guten Glas Wein eine Zigarette zu rauchen, liebe und akzeptiere ich mich so, wie ich bin.«
⁜ Klopfsatz: »Mein Verlangen, zu einem guten Glas Wein eine Zigarette zu rauchen.«

Führen Sie gegebenenfalls noch die Handrückenserie und die Restrunde durch, bis Sie mit jedem der von Ihnen gewählten Sätze auf null sind.

Anschließend haben Sie wieder die Möglichkeiten, sich einen oder mehrere allgemeine Wahlsätze in Bezug auf Ihr Verlangen in der speziellen Situation in die Meridianpunkte zu klopfen:

✳ »Ich wähle, dieses Verlangen (zu einem guten Glas Wein eine Zigarette zu rauchen) für immer loszulassen.« oder
✳ »Ich wähle, in dieser Situation absolut standhaft zu bleiben und allen Verführungen zu widerstehen.«

Gehen Sie erst dann zur nächsten potenziell für Sie gefährlichen Situation über, wenn sich Ihr Verlangen in Bezug auf die beschriebenen Situationen ganz aufgelöst hat.

So, und hier ist sie nun, die Liste mit typischen Rauchersituationen.

Situation	**trifft zu (ja)**	**Verlangen**
Nach dem Essen		
Nach dem Frühstück		
Zum Kaffee		
Nach dem Mittagessen		
Nach einem gemütlichen Abendessen		
Zu einem guten Glas Wein		
Zum Bier mit meinen Kumpels		
In der Kneipe		
In der Disko		
In Gesellschaft		
Wenn ich allein bin		
Wenn ich mich konzentrieren muss		

Situation	trifft zu (ja)	Verlangen
Wenn ich mich langweile		
Wenn ich mich ärgere		
Wenn ich traurig bin		
Wenn ich gestresst bin		
Wenn ich gefrustet bin		
Wenn mir etwas peinlich ist		
Wenn ich mich schäme		
Wenn ich entspannen will		
Wenn ich mich belohnen will		
Wenn ich eine Auszeit/Pause brauche		
Beim Telefonieren		
Bei Besprechungen		
Nach dem Sex		
Beim Fernsehen oder bei Video-spielen		
Am Computer oder bei Computerspielen		

Situation	trifft zu (ja)	Verlangen
Beim Auto fahren		
Vor dem Fliegen		
Nach dem Fliegen		

Gab es für Sie früher noch andere kritische Situationen? Dann schreiben Sie sie auf und verfahren mit ihnen genau wie mit den von uns genannten.

Für Situationen wie diese möchten wir Ihnen spezifische Wahlsätze vorschlagen. Auch hier ist Ihrem Erfindergeist keine Grenze gesetzt. Kreieren Sie gern Ihre eigenen.

- »Ich wähle zu wissen, dass ich den Wein erst als Nichtraucher richtig schmecken und genießen kann.«
- »Ich wähle zu wissen, dass ich mich als Nichtraucher besser konzentrieren kann.«
- »Ich wähle, meine Freizeit sinnvoll zu gestalten.«
- »Ich wähle, meinen Ärger (meine Trauer) zukünftig mit MET aufzulösen.«
- »Ich wähle, mich in Zukunft zu erinnern, dass ich meinen Stress beklopfen kann.«
- »Ich wähle, andere Möglichkeiten der Belohnung zu finden.«

Da Sie die emotionalen Verknüpfungen zwischen dem Rauchen und der jeweiligen Aktivität jetzt aufgelöst und darüber hinaus sehr kraftvolle Wahlsätze geklopft haben, werden Sie alsbald feststellen, dass Sie in den »klassischen« Rauchersituationen nicht mehr gefährdet sind, zur Zigarette zu greifen. Stattdessen werden Sie sich entsprechend Ihrem Wahlsatz verhalten. Dadurch haben Sie Ihre Gegenwart und Zukunft als Nichtraucher weiter gefestigt und sind bereit, den nächsten Schritt zu gehen.

Speziell für Kaffeetrinker

Obwohl Sie Ihr Verlangen, in diesen klassischen Situationen zur Zigarette zu greifen, nun erfolgreich aufgelöst haben, kann es immer noch sein, dass Sie als frischgebackener Nichtraucher morgens zum Kaffee Probleme haben, sich keine anzustecken.

Dieses Verlangen wird mit Sicherheit nicht so stark sein wie früher. Stark oder schwach, es sollte auf jeden Fall beklopft werden.

Sie haben zwei Möglichkeiten: Zunächst einmal können Sie Ihr Verlangen nach Kaffee beklopfen. Da Sie dabei genauso verfahren wie bei den Zigaretten, wird es für Sie eine leichte Fingerübung werden: Reiben Sie Ihren Heilenden Punkt und sprechen dabei dreimal den

- Berichtigungssatz: »Obwohl ich (am Morgen) dieses Verlangen nach einer Tasse Kaffee habe, liebe und akzeptiere ich mich so, wie ich bin.« Oder:
- »Obwohl ich dieses Verlangen nach Kaffee habe, liebe und akzeptiere ich mich so, wie ich bin.«

Entsprechend lauten Ihre

- Klopfsätze: »Mein Verlangen nach einer Tasse Kaffee (am Morgen).« oder
- »Mein Verlangen nach Kaffee.«

Bei Bedarf fügen Sie die Handrückenserie und gegebenenfalls die Restrunde hinzu. Erfahrungsgemäß ist das Verlangen nach einer Klopfrunde aufgelöst.

Aber Vorsicht: Es kann es sein, dass Ihr Verlangen nach Kaffee so gründlich aufgelöst wird, dass Sie nie wieder welchen anrühren. Also, seien Sie sich darüber im Klaren, ob Sie wirklich für immer auf Kaffee verzichten wollen. Aber vielleicht sind Sie auch ganz froh, zwei Abhängigkeiten auf einen Streich loszuwerden.

Die andere Möglichkeit, mit der Lust auf eine Zigarette zum Morgenkaffee umzugehen, empfiehlt sich, wenn Sie nicht generell auf Kaffee verzichten, sondern nur die Verbindung von Nikotin und Koffein auflösen wollen.

◎ Berichtigungssatz: »Obwohl ich jetzt dieses Verlangen nach einer Zigarette zu meiner Tasse Kaffee habe, liebe und akzeptiere ich mich so, wie ich bin.«

⌘ Klopfsatz: »Mein Verlangen nach einer Zigarette zu dieser Tasse Kaffee.«

✳ Wahlsatz: »Ich wähle, dieses Verlangen für immer loszulassen.«

Sie können auch ganz allgemein klopfen:

◎ Berichtigungssatz: »Obwohl ich immer dieses Verlangen nach einer Zigarette habe, wenn ich eine Tasse Kaffee trinke (oder Kaffeeduft rieche), liebe und akzeptiere ich mich so, wie ich bin, und wähle, dieses Verlangen für immer loszulassen.«

⌘ Klopfsatz: »Mein Verlangen nach einer Zigarette, das ich habe, wenn ich eine Tasse Kaffee trinke (oder Kaffeeduft rieche).«

✳ Wahlsatz: »Ich wähle, dieses Verlangen für immer loszulassen.«

Da kann's gefährlich werden!

In unser aller Leben gibt es immer wieder Situationen, die uns emotional stark erschüttern. Dann kann es gefährlich werden. Denn selbst wenn Sie schon lange Zeit abstinent gelebt haben, ist unter solchen Umständen nicht auszuschließen, dass der emotionale Stress so übermächtig wird, dass Sie Ihren Vorsätzen untreu werden und die Hilfe Ihres alten Freundes suchen, um mit den mächtigen Gefühlen von Angst, Trauer oder Schock fertig zu werden.

Doch das sind Ausnahmesituationen, die glücklicherweise nicht allzu häufig eintreten. Trotzdem – oder gerade deswegen – möchten wir Ihnen an dieser Stelle die Möglichkeit geben, sich sozusagen im Vorwege auf derartige unvorhersehbare Ereignisse einzustellen. Dafür geben wir Ihnen einige belastende Situationen vor, in denen Sie unter Umständen in Gefahr geraten, wieder zu rauchen. Lesen Sie sie in aller Ruhe durch und schätzen Sie ab, wie hoch Ihr Verlangen jeweils wäre, sich eine Zigarette anzuzünden.

- Geburt eines Kindes
- Verlust des Arbeitsplatzes
- vor oder nach einer Prüfung
- Trennung, Scheidung
- nach einem Unfall
- nach Erhalt einer schlechten Nachricht
- nach einem Schock
- nach einer bedrohlichen Diagnose
- vor oder nach einem Besuch im Krankenhaus
- finanzielle Verluste
- nach einer Blamage
- Tod eines geliebten Freundes

- Tod des Vaters/der Mutter/der Schwester/des Bruders
- Tod eines Haustieres

Lesen Sie wieder jeden Satz durch und schätzen Sie auf der Skala von null bis zehn ein, wie stark Ihr Verlangen in der entsprechenden Situation wäre, eine Zigarette zu rauchen. Beklopfen Sie wie gehabt alle Sätze, deren Skalenwert höher ist als null.

Ein Beispiel:
◉ Berichtigungssatz: »Auch wenn ich das Verlangen haben sollte, eine Zigarette zu rauchen, wenn ich meinen Job verliere, liebe und akzeptiere ich mich so, wie ich bin.«
⌘ Klopfsatz: »Mein Verlangen, eine Zigarette zu rauchen, wenn ich meinen Job verliere.«

Machen Sie gegebenenfalls noch die Handrückenserie und die Restrunde, bis Sie auf null sind.

Anschließend können Sie wieder einen Wahlsatz anfügen: »Ich wähle, mich in dieser Situation als stabiler und zufriedener Nichtraucher zu fühlen.«

Zum Schluss dieses Kapitels möchten wir Ihnen noch einige allgemeine Wahlsätze mit auf den Weg geben, die Sie in allen heiklen Situationen anwenden können:
✳ »Ich wähle, in dieser Situation andere Bewältigungsstrategien zu finden.«
✳ »Ich wähle, in dieser Situation eine ungewohnte Kraft und Stärke in mir zu entdecken.«
✳ »Ich wähle, in dieser Situation das Verlangen nach einer Zigarette in Zuversicht zu verwandeln.«

Vorsicht – Rückfall

Nun, da Sie Ihr Verlangen und alle Aspekte Ihrer Vergangenheit als Nikotinkonsument erfolgreich beklopft haben, leben Sie bereits eine Zeit lang ohne Zigarette. Vielleicht fühlen Sie sich schon als eingefleischter Nichtraucher und meinen eigentlich, vollständig mit dem Thema abgeschlossen zu haben.

Und trotzdem. Nach einer gewissen rauchfreien Zeit, seien es Tage, Wochen oder Monate, kann es durchaus vorkommen, dass Sie wieder anfangen, an Zigaretten zu denken. Beklopfen Sie diese Regung sofort so, wie es im Kapitel »Ihre erste Klopfrunde« beschrieben wurde. Danach können Sie Ihre Rauchfreiheit bestimmt wieder in Ruhe genießen.

Der Versuchung nachgegeben – was nun?

Es kann auch sein, dass Sie sich, aus welchen Gründen auch immer, dafür entscheiden, wieder einmal eine Zigarette zu rauchen. Dann bleibt es vielleicht bei dieser einen – oder zwei oder drei. Und dann hören Sie wieder auf. Das wenigstens wollen wir für den Moment einmal annehmen.

Egal, wie viele Zigaretten Sie rauchen, nachdem Sie aufgehört haben: Wenn Sie dann wieder abstinent werden, bleiben doch Gefühle zurück, die Sie belasten. Auf die eine oder andere Weise nehmen Sie es sich übel und hadern mit sich. Mag sein, dass Sie sich ärgern, dass Sie wieder angefangen haben. Vielleicht schämen Sie sich auch, fühlen sich schuldig, sind enttäuscht, traurig oder niedergeschlagen, resigniert, dass es doch zu einem (wenn auch zeitlich begrenzten) Rückfall gekommen ist.

Dagegen können Sie etwas tun. Und eigentlich wissen Sie auch schon, was. Genau: Klopfen Sie belastende Gefühle! Auch für diesen Fall haben wir mögliche Themen, um die es für Sie in dieser Situation eventuell geht, zusammengestellt:

Schuldgefühle/schlechtes Gewissen

»Mein Schuldgefühl, dass ich wieder geraucht habe.«

Berichtigungssatz: »Obwohl ich dieses Schuldgefühl habe, dass ich wieder geraucht habe, liebe und akzeptiere ich mich so, wie ich bin.«

Klopfsatz: »Mein Schuldgefühl, dass ich wieder geraucht habe.«

Weitere Schuldgefühle, die Sie möglicherweise plagen:

- »Mein Schuldgefühl, dass ich so schwach war.«
- »Mein Schuldgefühl, dass ich versagt habe.«
- »Mein Schuldgefühl, dass ich nicht habe widerstehen können.«
- »Mein Schuldgefühl, dass ich meinem Körper wieder Schaden zugefügt habe.«
- »Mein Schuldgefühl, dass ich meine Lunge wieder vergiftet habe.«

Ärger

»Mein Ärger, dass ich wieder geraucht habe.«

☺ Berichtigungssatz: »Obwohl ich mich ärgere, dass ich wieder geraucht habe, liebe und akzeptiere ich mich so, wie ich bin.«

⌘ Klopfsatz: »Ich ärgere mich, dass ich wieder geraucht habe.« Oder: »Mein Ärger, dass ich wieder geraucht habe.«

Weitere Sätze könnten sein:

- »Mein Ärger, dass ich so einen schwachen Willen hatte.«
- »Mein Ärger, dass ich mich wieder habe verführen lassen.«
- »Mein Ärger, dass ich nach so langer Zeit wieder angefangen habe zu rauchen.«
- »Mein Ärger über die Abhängigkeit.«
- »Mein Ärger, dass die Sucht stärker war als ich.«

Scham

»Meine Scham, dass ich wieder geraucht habe.«

☺ Berichtigungssatz: »Obwohl ich mich schäme, dass ich wieder geraucht habe, liebe und akzeptiere ich mich so, wie ich bin.«

⌘ Klopfsatz: »Ich schäme mich, dass ich wieder geraucht habe.« Oder: »Meine Scham, dass ich wieder geraucht habe.«

Andere mögliche Sätze:

- »Meine Scham, dass ich so einen schwachen Willen hatte.«
- »Meine Scham, dass ich mich wieder habe verführen lassen.«
- »Meine Scham, dass ich nach so langer Zeit wieder angefangen habe zu rauchen.«

- »Meine Scham über die Abhängigkeit.«
- »Meine Scham, dass die Sucht stärker war als ich.«
- »Meine Scham, versagt zu haben.«

Trauer

»Meine Trauer, dass ich wieder geraucht habe.«

- »Meine Trauer, dass ich so einen schwachen Willen hatte.«
- »Meine Trauer, dass ich mich wieder habe verführen lassen.«
- »Meine Trauer, dass ich nach so langer Zeit wieder angefangen habe zu rauchen.«
- »Meine Trauer über die Abhängigkeit.«
- »Meine Trauer, dass die Sucht stärker war als ich.«
- »Meine Trauer, versagt zu haben.«

Resignation

- »Meine Resignation, dass ich wieder versagt habe.«
- »Meine Resignation, dass ich es wohl nie schaffen werde.«
- »Meine Resignation, dass ich schon so viel geklopft habe und trotzdem rückfällig geworden bin.«
- »Meine Resignation, dass ich es wieder nicht geschafft habe.«
- »Meine Resignation, dass ich wohl immer Raucher bleiben werde.«

Verachtung

- »Meine Verachtung für mich, dass ich wieder geraucht habe.«
- »Meine Verachtung für mich, dass ich so schwach war, wieder zu rauchen.«

- »Meine Verachtung für mich, dass ich (wieder) schwächer war als die Zigaretten/die Sucht.«
- »Meine Verachtung für mich, dass ich wieder einmal versagt habe.«

Prüfen Sie genau, welche Gefühle und Sätze in dieser Situation auf Sie zutreffen. Falls andere auftreten, beklopfen Sie bitte diese.

Hoffnungslose Fälle gibt es nicht!

Wenn Sie einen Rückfall hatten und erst einmal *nicht* wieder mit dem Rauchen aufhören, können Sie sich natürlich durchaus mit den im vorhergehenden Abschnitt genannten Klopfsätzen behelfen.

In Ihrem Fall kommt jedoch ein weiterer Faktor hinzu, und den dürfen Sie keinesfalls unberücksichtigt lassen, wenn Sie wieder Nichtraucher werden möchten.

Denn Ihrem Rückfall lag mit großer Sicherheit ein Ereignis zugrunde, das vorher noch nicht mit MET beklopft und von Ihnen aufgelöst wurde (siehe auch Kapitel »Versuchungen und andere Notfälle«). Sie wissen bestimmt, worum es sich dabei handelte.

Wie Sie nun weiter vorgehen, möchten wir Ihnen anhand eines Beispiels illustrieren und unterstellen als auslösendes Moment Ihres Rückfalls, dass Ihr Chef Sie kritisiert hat.

In diesem Fall beklopfen Sie zunächst die Ausgangssituation:

◎ Berichtigungssatz: »Obwohl mein Chef mich kritisiert hat, liebe und akzeptiere ich mich so, wie ich bin.«
⌘ Klopfsatz: »Mein Chef hat mich kritisiert.«

In diesem Zusammenhang entstehen bei Ihnen mit Sicherheit diverse Gefühle, etwa:

- »Mein Ärger/meine Wut, dass mein Chef mich kritisiert hat.«
- »Meine Trauer, dass mein Chef mich kritisiert hat.«
- »Meine Scham, dass mein Chef mich kritisiert hat.«

Und wieder: »Ich vergebe mir«

Ob Sie nach einem Rückfall schnell wieder aufhören oder weiterrauchen: In beiden Fällen ist es wichtig, sich Ihren Lapsus zu verzeihen. Denken Sie deshalb bitte an die Vergebungssequenz:

◎ »Obwohl ich wieder geraucht habe, liebe und akzeptiere ich mich so, wie ich bin, *und vergebe mir von Herzen, aber in diesem Moment konnte ich einfach nicht anders handeln.*«

Sollten in diesem Zusammenhang weitere belastende Gefühle (wie etwa Ärger, Wut, Hass oder Trauer) spürbar werden, beklopfen Sie diese, bis Sie sich neutral fühlen.

Sie haben die Wahl

Um möglichen Rückfällen für die Zukunft noch entschiedener den Wind aus den Segeln zu nehmen und die Energie, die dahinter steckte, produktiv umzuwandeln, haben wir Ihnen einige sehr kraftvolle Wahlsätze zusammengestellt, die Sie dabei unterstützen werden, rauchfrei zu bleiben und Ihr Leben als Nichtraucher nachhaltig zu stabilisieren.

Zunächst suchen Sie sich bitte die Wahlsätze aus, die Sie am liebsten mögen und die Ihnen am meisten Kraft geben, oder aber Sie formulieren neue Sätze.

Massieren Sie Ihren Heilenden Punkt und sprechen dabei dreimal den Berichtigungssatz aus. Danach klopfen Sie die 14 Klopfpunkte und sagen bei jedem Punkt einmal den Wahlsatz.

◉ Berichtigungssatz: »Obwohl ich diesen Rückfall gehabt habe, liebe und akzeptiere ich mich so, wie ich bin, und *wähle zu wissen, dass dieser Rückfall mir noch mehr Kraft und Antrieb geben wird, für immer mit dem Rauchen aufzuhören.*« Diesen Satz sprechen Sie dreimal aus und massieren dabei den Heilenden Punkt.
✳ Wahlsatz: »*Ich wähle zu wissen, dass dieser Rückfall mir noch mehr Kraft und Antrieb geben wird, für immer mit dem Rauchen aufzuhören.*« Bei jedem der 14 Klopfpunkte sprechen Sie diesen Satz einmal aus.

◉ Berichtigungssatz: »Auch wenn ich in Zukunft das Verlangen haben sollte, eine Zigarette zu rauchen, liebe und akzeptiere ich mich so, wie ich bin, und *wähle, die Energie dieses Verlangens in Konzentration umzuwandeln.*«
✳ Wahlsatz: »*Ich wähle, die Energie dieses Verlangens in Konzentration umzuwandeln.*«

◉ Berichtigungssatz: »Auch wenn ich in Zukunft das Verlangen haben sollte, eine Zigarette zu rauchen, liebe und

akzeptiere ich mich so, wie ich bin, und *wähle, die Energie dieses Verlangens in meine berufliche Kreativität zu lenken.«*
⁎ Wahlsatz: »*Ich wähle, die Energie dieses Verlangens in meine berufliche Kreativität zu lenken.«*

◉ Berichtigungssatz: »Auch wenn ich in Zukunft das Verlangen haben sollte, eine Zigarette zu rauchen, liebe und akzeptiere ich mich so, wie ich bin, und *wähle, die Energie dieses Verlangens in körperliche Bewegung umzusetzen.«*
⁎ Wahlsatz: »*Ich wähle, die Energie dieses Verlangens in körperliche Bewegung umzusetzen.«*

◉ Berichtigungssatz: »Auch wenn ich in Zukunft das Verlangen haben sollte, eine Zigarette zu rauchen, liebe und akzeptiere ich mich so, wie ich bin, und *wähle, die Kraft dieses Verlangens in sportliche Aktivitäten umzusetzen.«*
⁎ Wahlsatz: »*Ich wähle, die Kraft dieses Verlangens in sportliche Aktivitäten umzusetzen.«*

◉ Berichtigungssatz: »Auch wenn ich in Zukunft das Verlangen haben sollte, eine Zigarette zu rauchen, liebe und akzeptiere ich mich so, wie ich bin, und *wähle, die Energie dieses Verlangens in die Liebe zu meinem Mann/meiner Frau zu verwandeln.«*
⁎ Wahlsatz: »*Ich wähle, die Energie dieses Verlangens in die Liebe zu meinem Mann/meiner Frau zu verwandeln.«*

◉ Berichtigungssatz: »Auch wenn ich in Zukunft das Verlangen haben sollte, eine Zigarette zu rauchen, liebe und akzeptiere ich mich so, wie ich bin, und *wähle, die Kraft dieses Verlangens in einen liebevollen Umgang mit mir selbst zu verwandeln.«*

✳ Wahlsatz: »*Ich wähle, die Kraft dieses Verlangens in einen liebevollen Umgang mit mir selbst zu verwandeln.*«

◉ Berichtigungssatz: »Auch wenn ich in Zukunft das Verlangen haben sollte, eine Zigarette zu rauchen, liebe und akzeptiere ich mich so, wie ich bin, und *wähle, die Energie dieses Verlangens in Entspannung umzuwandeln.*«
✳ Wahlsatz: »Ich wähle, die Energie dieses Verlangens in Entspannung umzuwandeln.«

◉ Berichtigungssatz: »Auch wenn ich in Zukunft das Verlangen haben sollte, eine Zigarette zu rauchen, liebe und akzeptiere ich mich so, wie ich bin, und *wähle zu wissen, dass dadurch mein Wille, endgültig mit dem Rauchen aufzuhören, immer stärker wird.*«
✳ Wahlsatz: »*Ich wähle zu wissen, dass dadurch mein Wille, endgültig mit dem Rauchen aufzuhören, immer stärker wird.*«

◉ Berichtigungssatz: »Auch wenn ich jetzt oder in Zukunft das Verlangen haben sollte, eine Zigarette zu rauchen, liebe und akzeptiere ich mich so, wie ich bin, und *wähle zu wissen, dass dadurch mein Wille, für immer mit dem Rauchen aufzuhören, nur noch mehr gestärkt wird.*«
✳ Wahlsatz: »*Ich wähle zu wissen, dass dadurch mein Wille, für immer mit dem Rauchen aufzuhören, nur noch mehr gestärkt wird.*«

◉ Berichtigungssatz: »Auch wenn ich in Zukunft ans Rauchen/an Zigaretten denken sollte, liebe und akzeptiere ich mich so, wie ich bin, und *wähle, diese Gedanken als Motiva-*

tion zu sehen, noch intensiver daran zu arbeiten, mich für immer für das Leben zu entscheiden.«

✳ Wahlsatz: »*Ich wähle, diese Gedanken als Motivation zu sehen, noch intensiver daran zu arbeiten, mich für immer für das Leben zu entscheiden.«*

☻ Berichtigungssatz: »Auch wenn ich jetzt oder in Zukunft das Verlangen haben sollte, eine Zigarette zu rauchen, liebe und akzeptiere ich mich so, wie ich bin, und *wähle, dieses Verlangen in Lebensfreude zu verwandeln.«*

✳ Wahlsatz: »*Ich wähle, dieses Verlangen in Lebensfreude zu verwandeln.«*

Nie wieder – für immer entschieden rauchfrei

Nach all den Jahren als Raucher können Sie sich wahrscheinlich kaum mehr vorstellen, wie Ihr Leben ohne Zigarette überhaupt aussieht. Sie haben kein klares Bild davon, was Sie mit den Händen anstellen sollen oder wie es ist, Kaffee zu trinken, ohne sich eine nach der anderen anzustecken.

Dieses Fehlen klarer Vorstellungen kann jedoch dazu führen, dass Sie wieder in Ihr altes Leben zurückfallen. Denn das kennen Sie, haben es aufgrund Ihrer Erfahrungen immer wieder mit Ihren Vorstellungen, Fantasien und Gedanken neu kreiert.

Deshalb ist es von großer Wichtigkeit, dass Sie sich mit allen Sinnen, gedanklich und in der Vorstellungskraft bis in die kleinste Einzelheit ausmalen, wie Ihr rauchfreies Leben künftig aussieht, schmeckt, riecht und sich anfühlt.

Aus der Quantenphysik und anderen Zweigen der modernen Naturwissenschaften wissen wir, dass alles, was wir denken, Gestalt annimmt. Mit Ihren Vorstellungen, Gedanken und Ihrer Fantasie erschaffen Sie sich Ihre Realität.

Für Sie persönlich heißt das: Solange die inneren Bilder einer früheren Raucherexistenz lebhafter sind als die, die Sie sich von Ihrem künftigen Leben in Rauchfreiheit machen, besteht immer noch Gefahr, dass Sie auf alte, vertraute Muster zurückgreifen. Dies ist auch der Fall, wenn Sie immer wieder denken, Sie würden den Ausstieg nicht schaffen, oder gar Angst davor haben. Ihr Unterbewusstsein begreift das als Aufforderung, wieder zu rauchen und in Ihre Vergangenheit zurückzufallen.

Noch deutlicher wird das vielleicht anhand eines Beispiels aus einem verwandten Bereich:

Einige Übergewichtige nehmen unter anderem schon deshalb nicht ab, weil sie sich überhaupt nicht vorstellen können, wie sie aussehen, wenn sie zwanzig Kilo weniger auf den Rippen haben. Wovon sie sich dagegen sehr wohl ein Bild machen können, ist ihre derzeitige unförmige Figur. Was solchen Menschen fehlt, ist der gedankliche Quantensprung vom dicken Heute ins schlanke Morgen. Erst die Fähigkeit, sich dies vorzustellen, kann dazu beitragen, tatsächlich an Gewicht zu verlieren.

Schreiben Sie Ihr Drehbuch neu

Werden Sie der Regisseur oder die Regisseurin Ihres rauchfreien Lebens.

Gestalten Sie sich brandaktuelles Kopfkino. Schreiben Sie Drehbücher für kurze Streifen. In der Hauptrolle: natürlich Sie selbst. Ort der Handlung: Ihr persönliches Umfeld. Die Szenen: all die Situationen, in denen Sie früher geraucht haben. Der Clou: Jetzt kommen Sie ohne Zigarette aus.

Mit der folgenden Übung erschaffen Sie sich lebhafte, bewegte Bilder einer rauchfreien Zukunft. Und mit Hilfe von MET verankern Sie sie tief in Ihrem Gehirn.

Die Übung

Suchen Sie Ihren Lieblingsort in der Wohnung auf. Sorgen Sie dafür, dass Sie die nächste halbe Stunde ungestört bleiben. Zur Unterstützung könnten Sie im Hintergrund sehr leise, sanfte, ruhige Musik laufen lassen. Möglichst Meditations- oder Barockmusik.

Machen Sie es sich im Sitzen oder Liegen richtig bequem.

Schließen Sie die Augen und entwerfen Sie Bilder von Ihrem zukünftigen rauchfreien Leben. Stellen sie sich alltägliche Situationen vor, in denen Sie früher geraucht haben, jetzt allerdings ohne Zigarette. Stellen Sie sich vor, wie Sie mit diesen Situationen voller Leichtigkeit umgehen können.

- Stellen Sie sich vor, wie Sie mit anderen Menschen zusammen sind, hören Sie, wie diese irgendetwas zu Ihnen sagen in Bezug auf Ihr Nichtraucherleben. Hören Sie sich selber, wie Sie Zigaretten ablehnen und sagen, wie gut es Ihnen geht, seit Sie nicht mehr rauchen. Hören Sie sich sagen, dass Sie sich für immer für ein rauchfreies Leben entschieden haben.
- Stellen Sie sich auch kritische Situationen vor, zum Beispiel die morgendliche Tasse Kaffee, wie Sie am Kaffee riechen, wie der Kaffee dampft. Stellen Sie sich vor, wie Sie voller Genuss diese Tasse Kaffee um ihrer selbst willen trinken, ohne Zigarette.
- Sehen Sie sich am Arbeitsplatz, wie Sie sich in einer beruflichen Stresssituation einige Minuten zurückziehen und Ihren Stress beklopfen.
- Stellen Sie sich vor, wie Sie eine leckere Mahlzeit zu sich nehmen, schmecken Sie die Speisen, nehmen Sie wahr, wie empfindlich Ihre Geschmacksnerven geworden sind.
- Stellen Sie sich vor, wie Sie abends mit Freunden zusammensitzen und sich unterhalten. Sehen Sie, wie Sie un-

gläubig auf Ihre Freunde schauen, die rauchen. Und nehmen Sie wahr, wie wohl Sie sich fühlen ohne Zigarette. Wie Sie der Qualm eher stört und Sie das Bedürfnis nach frischer Luft verspüren.

Malen Sie sich zudem die Vorteile des Nichtrauchens aus:
- Sie sehen, dass Sie mehr Geld im Portemonnaie haben und es für Dinge ausgeben, die Sie schon immer haben wollten.
- Sie sehen sich Sport treiben, auf der Treppe zwei Stufen mit einem Mal nehmen, wo Sie früher dem Fahrstuhl den Vorzug gegeben haben, denn Ihre Lunge ist jetzt wieder belastbarer.
- Sie sehen, wie Ihr Gesicht rosiger wird, Ihre Durchblutung sich verbessert, Sie voller Kraft und Gesundheit sind.
- Sie schmecken alle Speisen intensiver.
- Ihr Körpergeruch verbessert sich und Ihre Nase nimmt Gerüche wieder wahr.
- Sie sind konzentrierter bei der Arbeit.
- Sie haben gute Laune und genießen die Vielfalt Ihrer Gefühle.
- Sie freuen sich an Ihrem Leben und bersten fast vor Kraft und Begeisterung.

Stellen Sie sich auch vor, wie Sie alltägliche Situationen jetzt rauchfrei erleben. Malen Sie sich jede Situation, jeden Vorteil so plastisch und farbig aus wie irgend möglich.

Fertigen Sie aus jeder Situation einen kurzen Film von etwa einer Minute Länge. Lassen Sie ihn dreimal vor Ihrem geistigen Auge ablaufen und klopfen dabei Ihre 14 Meridianpunkte. Der Film beginnt beim ersten Meridianpunkt

(Augenbraue) und endet beim letzten (zwei Zentimeter unterhalb des Bauchnabels).

Wenn Sie das Bedürfnis verspüren, diese fantasierten Situationen öfter zu beklopfen, so können Sie dies jederzeit tun. Dadurch stabilisieren Sie Ihre zukünftige Realität als Nichtraucher.

Folgende Hemmnisse könnten dabei auftreten:
- Sie haben Probleme, ein bestimmtes Bild zu erschaffen.
- Sie können sich nicht entspannen.
- Sie können sich eine bestimmte Situation nicht vorstellen.
- Sie haben Probleme, etwas zu hören, riechen, schmecken, sehen oder zu fühlen.
- Zwischendrin melden sich innere Stimmen, die Ihnen zum Beispiel einflüstern: »Das kann ich mir nicht vorstellen.« oder »Das wird sowieso nichts.« oder »Ich schaffe das nicht.«

In all diesen Situationen halten Sie inne und klopfen alle 14 Meridianpunkte bei geschlossenen Augen, bis sich das Problem aufgelöst hat und Sie sich wieder Ihren inneren Bildern zuwenden können.

Gehen Sie diese einzelnen Situationen immer wieder neu durch und nehmen Sie wahr, an welchen Stellen es sozusagen noch hakt und wo Sie Probleme haben, das Bild wirklich plastisch und farbig werden zu lassen. Klopfen Sie an der Stelle immer wieder die 14 Meridianpunkte.

Viel Spaß, viel Erfolg!

Nun haben wir Ihnen ein umfassendes Programm vorgestellt, mit dessen Hilfe Sie mit Sicherheit zum Nichtraucher geworden sind, ohne es als Verzicht zu erleben. Mit MET haben Sie darüber hinaus Ihr »Werkzeug« immer bei sich und können ganz nach Gutdünken davon Gebrauch machen, wann immer eine emotionale Belastung Sie stört, auch unabhängig vom Rauchen. Jetzt bleibt uns nur noch, Ihnen zu Ihrem rauchfreien Leben zu gratulieren und Ihnen weiterhin viel Erfolg mit MET zu wünschen. Denn MET heißt auch:

Mach **E**s **T**äglich!

Häufig gestellte Fragen

Kann ich mit MET auch Nichtraucher werden, wenn ich dazu gar keinen richtigen Willen habe?

Nein. Erfolg mit MET können Sie nur haben, wenn Sie definitiv aufhören wollen zu rauchen. Nur dann sind Sie wirklich bereit, alle notwendigen Schritte zu gehen, die wir Ihnen in diesem Buch erläutert haben. Wenn Sie nicht aufhören wollen zu rauchen, wollen Sie halt nicht. Das Einzige, was Sie dann machen könnten, wäre, Ihre mangelnde Bereitschaft zu beklopfen: »Ich will nicht aufhören zu rauchen.« Wenn Sie danach immer noch nicht wollen, dann rauchen Sie eben weiter.

Funktioniert MET auch, wenn ich nicht daran glaube?

Nach unserer Erfahrung spielt der Glaube keine Rolle. Denn wir haben schon viele Menschen beklopft, die MET überhaupt nicht kannten und von daher eher skeptisch waren. Und auch bei denen hat es funktioniert. Die einzige Voraussetzung dafür, dass MET seine volle Wirkung entfaltet, ist, dass Sie mit dem Rauchen aufhören wollen.

Wenn ich mir ständig Angst oder andere belastende Gefühle in die Punkte klopfe, verstärke ich dann nicht diese Angst?

Wenn man mit Affirmationen arbeitet, sollte man in der Tat keine negativen Formulierungen oder Emotionen verwenden. Im Zusammenhang mit dem Beklopfen der Meridiane dienen diese Sätze dazu, den Fokus auf dem Thema zu halten, das Sie auflösen wollen. Im Zusammenhang mit der Auflösung energetischer Blockaden und daraus resultierender Gefühle und Glaubenssätze ist es daher erforderlich, diese während des Klopfens immer wieder zu benennen. Nur so ist es überhaupt möglich, belastende Gefühle beziehungsweise Themen aufzulösen. Würden Sie beispielsweise die ganze Zeit sagen: »Ich habe keine Angst, ich habe keine Angst«, wäre das Thema falsch benannt und die Blockade ließe sich nicht auflösen. Denn richtig formuliert lautet das Thema ja »Ich habe Angst«. Da heißt es also, sich jeden Stolperstein ganz genau anzusehen, ihn korrekt zu benennen – und nicht davor wegzulaufen.

Wieso kann ich einerseits belastende Gefühle klopfen und diese lösen sich auf und auf der anderen Seiten Wahlsätze in die Punkte klopfen, und diese verstärken sich?

Die Erfahrung zeigt, dass sich beim Meridianklopfen belastende Gefühle und hemmende Glaubenssätze auflösen und durch ein Gefühl von Ruhe und Entspannung ersetzt werden, während bei positiven Sätzen das Gegenteil passiert: Sie verstärken sich. Insofern stellen die Meridiane eine Art Einbahnstraße in Richtung Steigerung der eigenen Lebensenergie dar.

Muss ich an den Berichtigungssatz glauben?

Nein, das müssen Sie nicht. Zunächst reicht es völlig, wenn Sie den Satz »... liebe und akzeptiere ich mich so, wie ich bin« einfach aussprechen, ohne jegliche Betonung oder Überzeugung. Dieser Satz richtet sich an Ihr Unterbewusstsein, und das hat dagegen keinerlei Einwände. Wenn Sie diesen Satz allerdings überhaupt nicht aussprechen können, nehmen Sie die abgeschwächte Form: »... *akzeptiere und achte* ich mich so, wie ich bin«. Eines werden Sie feststellen: Je häufiger Sie sich mit MET beklopfen, desto leichter wird es Ihnen fallen, die Worte »... liebe und akzeptiere ich mich so, wie ich bin« zu sagen.

Kann ich bei MET etwas falsch machen?

Nein, das Einzige, was Sie »falsch« machen können, wäre, dass Sie nicht das richtige Thema treffen und sich das Problem dann nicht auflöst. In diesem Fall müssten Sie einfach genauer hinspüren und das Problem exakter benennen.

Wie oft kann ich klopfen? Geht es auch täglich?

Generell gilt, dass Sie so lange und so oft klopfen können, wie Sie Lust haben und es sich für Sie gut anfühlt.

Was mache ich, wenn ich beim Klopfen traurig werde und anfange zu weinen?

Klopfen Sie weiter, auch wenn mehrere Runden erforderlich werden, bis Sie nicht mehr traurig sind. Sie können auch die beiden Schlüsselbeinpunkte (Punkt Nr. 6) gleichzeitig durchgehend beklopfen, bis sich die Traurigkeit aufgelöst hat.

Wie kann ich rauchfrei bleiben, wenn mein Partner weiterraucht?

Beklopfen Sie Ihre damit zusammenhängenden Gefühle. Dies könnten sein: Angst, rückfällig zu werden; Ärger, dass Ihr Partner weiterraucht; Ärger, dass er Sie nicht unterstützt; Ärger, dass die Beziehung darunter leidet. Oder Sie sind traurig, dass Ihr Partner/in nicht mitzieht. Auch diese Trauer könnten Sie beklopfen. Ansonsten sollten Sie mit Ihrem Partner eine Regelung finden, dass dieser beispielsweise nur in einem Zimmer oder nur auf dem Balkon/der Terrasse raucht, damit sichergestellt ist, dass Sie durch das Passivrauchen nicht belastet werden.

Ich bin so stolz, dass ich es dank MET geschafft habe, nun schon seit drei Monaten nicht mehr zu rauchen. Aber jetzt spreche ich von nichts anderem mehr – und falle meinen Freunden damit schon ziemlich auf die Nerven.

Klopfen Sie zunächst einmal bei sich: »Ich will die anderen von MET überzeugen«, »Mein Wunsch, die anderen auch zu Nichtrauchern zu machen« oder »Mein Wunsch, die anderen zu missionieren«. Dann werden Sie schnell merken, dass Sie bald kein Bedürfnis mehr haben, von Ihren Erfolgen zu sprechen. Denn Reden ist Silber, Schweigen ist Gold. Genießen Sie einfach Ihr Nichtraucherleben. Die, die es interessiert, werden sich schon ganz von alleine melden.

Soll ich bei einer Raucherentwöhnung mit MET Nikotinpflaster oder Nikotinkaugummi nehmen, damit es noch besser funktioniert?

Ganz zu Anfang klopfen Sie ja Ihr Verlangen nach einer Zigarette. Damit wird der Hunger Ihres Körpers nach Nikotin definitiv gelöscht. Da die von Ihnen genannten Ersatzmittel kontinuierlich und in kleinen Dosen Nikotin an den Körper abgeben, ist diese Form der Entwöhnung bei MET überflüssig. Zudem beklopfen Sie mit MET ja auch etwaige Entzugserscheinungen, sodass keinerlei Hilfsmittelchen nötig sind.

Ich bin gerade in homöopathischer Behandlung und bekomme zusätzlich Akupunktur. Stört das eine MET-Behandlung?

Im Gegenteil. Da diese Verfahren (ebenso wie beispielsweise Jin Shin Jitsu, Qigong, Akupressur oder Reiki) ebenfalls auf energetischer Ebene wirken, stellen sie eine ideale Ergänzung zu Ihrer Selbstbehandlung mit MET dar.

Bei mir funktioniert das alles nicht! Was kann ich tun?

Wenn Sie dieses Buch gewissenhaft durchgearbeitet und alle emotionalen Themen beklopft haben, ist es unwahrscheinlich, dass überhaupt kein Effekt eingetreten ist. Da aber nicht jeder Gelesenes auch in die Praxis umsetzen kann, ist es für Sie persönlich möglicherweise sinnvoll, dass Sie sich Unterstützung in Form einer Einzelbehandlung oder eines »Klopfen Sie sich rauchfrei«-MET-Seminars holen.

Was mache ich, wenn ich bei der MET-Raucherentwöhnung an Gewicht zunehme?

Beklopfen Sie Ihr Verlangen nach vermehrtem Essen, Ihr Verlangen nach Süßigkeiten, Ihre Gier nach Essen, Ihren Ärger, dass Sie zugenommen haben – eben alles, was hochkommt.

Literatur

Roger J. Callahan: *Den Spuk beenden*, Kirchzarten bei Freiburg 2001

John Diamond: *Die heilende Kraft der Emotionen*, Kirchzarten bei Freiburg 2001

Rainer und Regina Franke: *Sorgenfrei in Minuten*, München 2005

Rainer und Regina Franke: *MET für ein Leben voller Kraft und Zuversicht*, München 2006

Rainer Franke; I. Schlieske: *Klopfen Sie sich frei!*, Ritter-Verlag, Tutzing 2003; rororo, Hamburg 2006

Rainer und Regina Franke: *Klopfen Sie sich frei!* (DVD), Tutzing 2005

Die Franke-Akademie und ihr Seminarangebot

Wenn Sie jetzt

- Probleme sehen, das Gelesene in die Praxis umzusetzen
- das Gefühl haben, es allein mit diesem Buch und den darin enthaltenen Übungen nicht zu schaffen
- gern die Unterstützung durch eine Gruppe hätten
- eine persönliche Betreuung wünschen
- die Technik gern von einem Profi vermittelt bekommen wollen
- lieber im Rahmen eines Intensivwochenendes Nichtraucher werden wollen und/oder
- die Inhalte des Buches vertiefen wollen,

dann haben Sie die Gelegenheit, eines unserer *Klopfen Sie sich rauchfrei!*-Seminare der Franke²-Akademie zu besuchen. Unsere lizenzierten Trainer sind Diplom-Psychologen, Heilpraktiker oder Ärzte.

Wir bieten Seminare in Deutschland, Österreich, der Schweiz und Spanien (Mallorca) an. Informationen finden Sie auf unserer Webseite www.franke-met.com oder www.klopfen-Sie-sich-rauchfrei.com. Dort gibt es auch ein Raucherforum und eine Liste mit MET-Therapeuten®, die Raucherentwöhnung nach der Methode *Klopfen Sie sich rauchfrei!* mit MET nach Franke® anbieten.

Informationen zu Seminaren und Einzelsitzungen können Sie unter unserer Postanschrift oder per Telefon bzw. Fax anfordern:

Franke² Die Akademie S. L.
Apartado 133
E-07620 Llucmajor/Spanien
Tel. 0034-971-66 28 23 oder 040-870 80 969
Fax: 0034-971-66 42 56
E-Mail: info@met2.de

Ferner bietet die Franke-Akademie MET-Seminare für Laien, eine vierstufige Ausbildung zum MET-Therapeuten® und MET-Berater® sowie eine Reihe themenspezifischer MET-Seminare an. Informationen finden Sie ebenfalls auf unserer Webseite www.franke-met.com. oder Sie fordern die Unterlagen bei der obigen Kontaktadresse an.

Über die Autoren

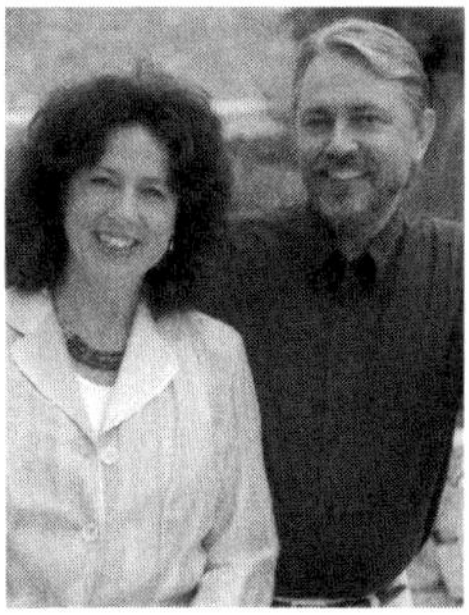

Rainer Franke ist Diplom-Psychologe und ausgebildeter Gestaltpsychotherapeut, Buchautor, MET-Therapeut, MET-Trainer sowie MET-Coach. Seit 1986 ist er in eigener Praxis als Psychotherapeut, Supervisor und Ausbilder für Gestalttherapie tätig. Fünf Auftritte bei der ARD-Talkshow »Fliege« zum Thema MET.

Regina Franke, geb. 1955, Heilpraktikerin, Buchautorin, MET-Therapeutin und MET-Trainerin. Seit 1988 als Heilpraktikerin mit den Schwerpunkten Homöopathie und Reiki tätig. Ab 1990 unterrichtete sie ein eigenes Konzept für orientalischen Tanz und Yoga und brachte dieses 1995 nach Mallorca. Langjährige gemeinsame Praxiserfahrung als Paar- und Familientherapeutin mit Rainer Franke. Rainer und Regina Franke sind Begründer der Franke² Die Akademie S. L. sowie der Franke² Business-Akademie S. L. und führen gemeinsam das MET-Zentrum auf Mallorca.